《黄帝内经》中的养生经

李 顺 ◎ 著

天津出版传媒集团

天津科学技术出版社

图书在版编目（CIP）数据

《黄帝内经》中的养生经 / 李顺著. -- 天津 ： 天
津科学技术出版社，2019.9

ISBN 978-7-5576-6262-2

Ⅰ．①黄… Ⅱ．①李… Ⅲ．①《内经》—养生(中医
) Ⅳ．①R221

中国版本图书馆CIP数据核字(2019)第066826号

《黄帝内经》中的养生经
HUANGDINEIJING ZHONG DE YANGSHENGJING
责任编辑：胡艳杰

出	版：	天津出版传媒集团 天津科学技术出版社
地	址：	天津市西康路35号
邮	编：	300051
电	话：	（022）23332695
网	址：	www.tjkjcbs.com.cn
发	行：	新华书店经销
印	刷：	大厂回族自治县彩虹印刷有限公司

开本 880×1230 1/32 印张8 字数 133 000
2019年9月第1版第1次印刷
定价：45.00元

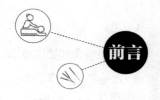

　　《黄帝内经》分为《灵枢》和《素问》两个部分，是中国最早的医学典籍，也是传统医学四大经典著作之一。它是一本综合性的医书，主要研究人的生理学、病理学、诊断学、治疗原则和药物学，其中涉及了中医学上的"阴阳五行学说""脉象学说""藏象学说""经络学说""病因学说""养生学"等。其医学理论建立在我国古代道家理论的基础之上，反映了"天人合一"的思想。

　　在医学史上，《黄帝内经》开创了中医学独特的理论体系，标志着中医学由单纯的经验积累上升至系统的理论总结阶段，为中国的医学发展提供了丰富的理论指导。它主张"不治已病治未病，不治已乱治未乱"以及养生、摄生、益寿、延年等理论。它系统地阐述了中医的养生学说，对养生防病经验进行了全面的总结，尤其强调环境及精神因素对人体、疾病的影响，深入地研究了自然界气候对人体生理、病理的影响，并由此形成"运气学说"，以指导人们趋利避害，对疾病采取种种预防措施。因此，充分挖掘《黄帝内经》

中的养生观念和理论方法，对现代人的健康有着重大的意义。

　　本书通俗易懂，系统、科学地对《黄帝内经》中的一些养生思想和方式进行了阐释，从调养五脏六腑、经络养生、体质养生、四时养生、十二时辰养生、情志养生等多个方面对人们的养生观念和方法原则进行了总结。旨在让读者真正学会协调五脏六腑，使百病不侵；学会疏通经络，远离疾病折磨；学会辨别体质，做到防病强身；顺应四时的变化规律，寻求阴阳平衡，实现延年益寿；遵循十二时辰养生，每天调养好身心；做好情志养生，快乐生活；掌握治疗各种疾病的传统秘方，轻松应对疾病的困扰。

　　另外，书中的每小节开头都引入了《黄帝内经》的相关原文，并附有翻译，以方便读者理解；书中还插入了相关的图片，以便读者在享受经典、领悟养生之道的同时，更直观地学习到养生的方法。

　　《黄帝内经》中说，懂得养生之道的人方能"尽终其天年，度百岁乃去"。希望在本书的帮助下，每一位读者都能学到、悟到古代中医的养生智慧，把握好养生的关键，从而健康长寿。

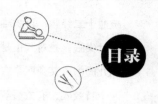

目录

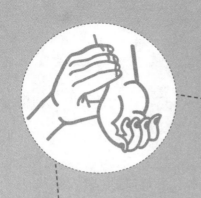

第一章
天人合一，论《黄帝内经》中的养生之道

　　《黄帝内经》是中医理论的基础，这本经典之作的魅力主要在于对生命智慧的总结。它将人与自然合为一体，体现出天人合一的思想，在养生方面提出了许多精辟的理论与原则，是养生学家的"圣经"。

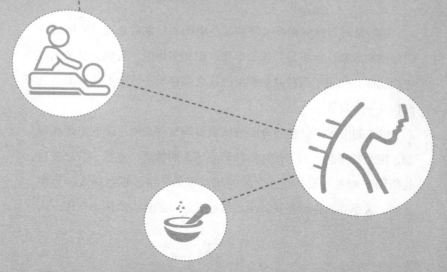

养生的核心在于阴阳平衡

▼
▼
▼

> 阴阳者，天地之道也，万物之纲纪，变化之父母，生杀之本始，神明之府也，治病必求于本。
>
> **注释：** 阴阳是宇宙间的一般规律，是一切事物的纲纪，是万物变化的起源，是生长毁灭的根本，有很多很大的道理在乎其中。凡医治疾病，必须求得病情变化的根本，而道理也不外乎阴阳二字。

———— 《素问》

阴阳是对自然界相互关联的某些事物和现象对立双方的概括，它是抽象的概念而不是具体的事物。阴和阳是两种既相关联又相对立的属性，代表了两种截然相反的状态共存于一体而不能分离，进而构成一个整体。

传统的中医学完整而全面地体现着调节动态的平衡的思想和观念，因为其思想认识方法和实践都注重人的物质、能量、信息各自的阴阳平衡关系及其彼此之间的相互和谐关系，也包括人与天地之间的关系等。也就是说养生的核心就是维护体内的阴阳平衡。因此，我们不仅要认识到阴阳的重要性，而且要在实践中调摄阴阳。

阴阳平衡是人体健康的标志

中医认为，人的健康应包括机体的生理健康和心理健康两个部分。人要健康长寿，就必须主动顺应自然环境和社会环境的变化规律，与自然、社会环境保持平衡。正如《素问》中所说："凡阴阳之要，阳密乃固。两者不和，若春无秋，若冬无夏。因而和之，是谓圣度。故阳强不能密，阴气乃绝；阴平阳秘，精神乃治；阴阳离决，精气乃绝。"可见，阴阳平衡关乎着我们的精气神，是身体健康的标志，其平衡具体体现在以下几个方面。

（1）人体内各个组织器官之间的平衡。如肺与大肠相表里，脾与胃相表里，心与小肠相表里，肾与膀胱相表里，肝与胆相表里，心包与三焦相表里。各个组织器官之间保持相对平衡状态，共同完成人体的生理活动。

（2）人与自然环境之间的平衡。人的生存与自然环境有着密切的联系，保持人与自然环境之间的平衡就能避免许多疾病的发生。人想要健康长寿，就必须主动顺应天地阴阳、四时之气消长转化的规律。

（3）人与社会环境之间的平衡。人在社会群体中生活，社会环境的不同会造成人们身心机能上的某些差异，人们追求社会地位和经济地位的提高，是社会进步的动力。

总之阴阳轻度失衡会导致长期亚健康状态，阴阳中度失衡会导致疾病、早衰，阴阳重度失衡会导致重病，阴阳离决则生命终止，即死亡。可见，只有维持阴阳平衡，才能保证人体的健康。

情志养生，调摄阴阳

《灵枢》中说："志意和则精神专直，魂魄不散，悔怒不起，五藏不受邪矣。"这里的"志意和"就是指适度的情志变化。《论衡·自然》中说："黄老之操，身中恬淡，其治无为，正身共己而阴阳自和，无心于为而物自化，无意于生而物自成。"大意是强调修身养性可以平衡自身的阴阳二气。

这就告诫我们，调养情志是平衡阴阳的法宝，具体我们可以练习健身气功或练太极拳、剑，或游览山水、研习书画、探究茶道、欣赏音乐等来陶冶情操，养心、养神、养气，调节心理，从而达到身体的阴阳平衡，保持身心健康。

饮食养生，和养阴阳

饮食有节是维持人体健康，养护脾胃的基本原则。《素问》中说："饮食有节……故能形与神俱，而尽终其天年。"

其实，饮食还可以调整人体的阴阳平衡，正如《素问》中说："形不足者，温之以气；精不足者，补之以味。"也就是说，应根据食物的气、味特点以及人体阴阳盛衰的情况，补以适宜的饮食，或以养精，或以养形，以达到调整阴阳的目的。

顺时养生，护养阴阳

《黄帝内经》对顺应四时阴阳的变化进行养生的方法，做了详细的论述。《素问》中说："春三月，此谓发陈，天地俱生，万物以荣……冬三月，此谓闭藏，水冰地坼，无扰乎阳，早卧晚起，必待日光，使志若伏若匿，若有私意，若已有得，祛寒就温，无泄皮肤，使气亟夺，此冬气之应，养藏之道也。逆之则伤肾，春为痿厥，奉生者少。"这段话说的就是人应该按照四时的变化，相应地调节自己的活动，顺应四时变化，才能保持人体内的阴阳与外界平衡。

养生小贴士

人体的生命是由于阴阳运动、阴阳气化所产生，凡是向阳光的、外向的、明亮的、上升的、温热的都属阳；凡是背着阳光的、晦暗的、下降的、寒凉的，都属阴。对于人体而言，头为阳，脚为阴；体表为阳，内脏为阴；六腑为阳，五脏为阴；气为阳，血为阴。如果阴阳能够平衡，那么人就会气血充足、精力充沛、五脏安康，人的气色会非常好。

《黄帝内经》中的养生原则

> 上古之人，其知道者，法于阴阳，和于术数……故能形与神俱，而尽终其天年，度百岁乃去。
>
> **注释：** 上古时代的人，那些懂得养生之道的，能够取法于天地阴阳自然变化之理而加以适应，调和养生的办法，使之达到正确的标准……所以能够形神俱旺，协调统一，活到天赋的自然年龄，超过百岁才离开人世。
>
> —— **《素问》**

《黄帝内经》是一部治病的法书，也是一部养生的经典著作。经历两千多年之后，它的养生理念依旧广泛流传。养生，即保养生命的意思，又称摄生。它是通过各种方法颐养生命，增强体质，预防疾病，从而达到延年益寿的目的。接下来我们一起来理解《黄帝内经》中科学的养生原则。它主要包括以下几个方面。

动静结合的养生原则

《黄帝内经》中有这样一段对话："岐伯曰：夫物之生从于化，物之极由乎变，变化之相薄，成败之所由也。故气有往复，用有迟速，四者之有，而化而变，风之来也。帝曰：迟速往复，风所由生，而化而变，故因盛衰之变耳。成败倚伏游乎中，何也？岐伯曰：成败倚伏生乎动，动而不已，则变作矣。帝曰：有期乎？岐伯曰：不生不化，静之期也。"

岐伯与黄帝的这段对话大意就是养生应动静结合，静是要求神气清净，动是要求形体动，通过运动来增强体质，预防疾病。在运动中，内练精神，动以养形，静以养神，以达到身心和谐统一。

形神兼养的养生原则

形神合一的意思是在养生过程中既要注重形体的养护，又要重视精神、心理方面的调摄，正所谓"形神兼养""守神全行""保行全神"。形神合一的思想是中医养生的重要指导思想，这种养生方法可以使人达到"恬淡虚无，真气从之，精神内守，病安从来"的境界。

那么，如何才能做到形神兼养呢？《黄帝内经》指出："食饮有节，起居有常，不妄劳作，故能形与神俱，而尽终其天年。"意思是饮食有所节制，作息有一定的规律，不妄事操劳，所以能够形神俱旺，协调统一，活到天赋的自然年龄，超过百岁才离开人世。

顺应自然的养生原则

《灵枢》中说："人与天地相应也。"这种人与自然相统一的特点被中国古代学者称为"天人合一"，也就是说，人依靠天地之气而生成，顺应四时变化规律而生活。更通俗地说就是人只有顺应四时阴阳变化的规律，才能正常地生长发育。

比如，自然界有春温、夏热、秋凉、冬寒的季节变化，人就要使自己的身体和四季的变化相适应。如《素问》中提出，春季人们应该入夜即睡觉，早一些起床，在庭院中缓缓散步；夏季人们应该晚睡早起，保持精神愉快；秋季人们应该早睡早起，就像雄鸡一样，天黑就睡，天亮就起；冬季则应该早些睡觉，早晨要等到太阳升起后才起身。

预防为主的养生原则

"不治已病治未病"是早在两千年前就成书的《黄帝内经》中提出来的防病养生谋略，是至今为止我国卫生界所遵守的"预防为主"战略的最早思想。

《素问》中说："是故圣人不治已病，治未病，不治已乱，治未乱，此之谓也。夫病已成而后药之，乱已成而后治之，譬犹渴而穿井，斗而铸锥，不亦晚乎。"

意思是说，圣人不等病已经发生再去治疗，而是治疗在疾病发生之前，如同不等到乱事已经发生再去治理，而是治理在乱事发生之前。如果疾病已经发生，然后再去治疗，乱事已经形成，然后再去治理，那就如同临渴而掘井，战乱发生了再去制造兵器，那不是太晚了吗？可见，养生需以预防为主，未病先防才是上策。

养生小贴士

《黄帝内经》中在谈到真正的长寿之道时说："恬淡虚无，真气从之，精神内守，病安从来。"也就是说要学会掌控自己的身体和欲望才是长寿的不二法门。在生活中，我们很难看见哪个斤斤计较、心事重重、杂念丛生、心胸狭窄的人是能够长寿的。

揭秘五行学说

▼
▼
▼

夫五味入胃，各归所喜，攻酸先入肝，苦先入心，甘先入脾，辛先入肺，咸先入肾，久而增气，物化之常也。

注释： 五味入胃以后，各归其所喜的脏器，所以酸味先入肝，苦味先入心，甘味先入脾，辛味先入肺，咸味先入肾，积之日久，便能增加各脏之气，这是五味入胃后所起气化作用的一般规律。

——《素问》

五行学说是中国古代的一种朴素的唯物主义哲学思想，属元素论的宇宙观，是一种朴素的普通系统论。五行学说认为世界上的一切事物，都是由木、火、土、金、水五种基本物质的运动变化而生成的。同时，还以五行之间的生、克关系来阐释事物之间的相互联系，认为任何事物都不是孤立的、静止的，而是在不断的相生、相克的运动之中维持着协调平衡。

五行的特性

五行的特性是古人在长期的生活和生产实践中总结出来的，具体表现如下。

（1）木的特性："木曰曲直"。"曲直"，是指树木的生长形态，为枝干曲直，向上向外周舒展。因而引申为具有生长、升发、条达舒畅等作用或性质的事物，均归属于木。

（2）火的特性："火曰炎上"。"炎上"，是指火具有温热、上升的特性。因而引申为具有温热、升腾等性质的事物，均归属于火。

（3）土的特性："土爰稼穑"。"稼穑"，是指土有种植和收获农作物的作用。因而引申为具有生化、承载、受纳等作用的事物，均归属于土。故有"土载四行"和"土为万物之母"之说。

（4）金的特性："金曰从革"。"从革"，是"变革"的意思。引申为具有清洁、肃降、收敛等作用的事物，均归属于金。

（5）水的特性："水曰润下"。"润下"，是指水具有滋润和向下的特性。引申为具有寒凉、滋润、向下运行等性质的事物，均归属于水。

五行的相生相克

五行之间存在着相生相克的关系与规律，没有相生就没有事物的发生和成长，没有相克就不能维持事物在发展和变化中的平衡与协调。

任何事物内部以及事物之间的关系都存在生和克的不可分割的两个方面，并且生中有克，克中有生，互为因果，互相为用，推动和维持着事物的正常发生、发展与变化。

五行相生的规律：木生火，火生土，土生金，金生水，水生木。

五行相克的规律：木克土，土克水，水克火，火克金，金克木。

五行学说对事物的归类

五行学说以五行的特性对事物进行归类，将自然界的各种事物和现象的性质及作用与五行的特性相类比后，将其分别归属于五行之中。

（1）人分五行。《黄帝内经》中有"五行人"之说，就是将不同的人按五行的特性分类。

金形人：从体形上看多消瘦，骨态较露，节突出。头、肩、腹、手、脚都较小。从五官看，脸形偏方，肤色较白。

木形人：从体形上看如树型，身材多挺直瘦长，头较小，身背较宽。手足也小，皮肤略青。

水形人：肩小而腰长，腹、手、足大，好动，肤色较黑。

火形人：面尖头小，肩背宽，身体强壮，手足也较小，火形人肤色偏红。

土形人：肩宽而背厚，腹大而凸，肉多饱满，四肢匀称，头较大，肤色较黄。

（2）五脏分五行。肺主降而归属于金，肝主升而归属于木，肾主水而归属于水，心阳主温煦而归属于火，脾主运化而归属于土。

推演：肝属木，肝主筋，肝开窍于目，因此"筋"和"目"也属木；心属火，与心相通的"脉"和"舌"也属火；脾属土，"肉"和"口"也属土；肺属金，"皮毛"和"鼻"也属金；肾属水，"骨""耳""二阴"也属水。

（3）四季分五行。春为木，夏为火，长夏为土，秋为金，冬为水。

（4）颜色分五行。青为木，赤为火，黄为土，白为金，黑为水。

（5）方位分五行。东方木，南方火，中为土，西方金，北方水。

（6）味道分五行。酸为木，苦为火，甘为土，辛为金，咸为水。

养生小贴士

在五行里秋属金，辛散干燥是秋天的特点。辛辣的食物有发散特性，容易伤及阴血而更加干燥，而酸味食物有收敛固涩的作用，所以秋天的饮食应以"省辣补酸"为原则，这符合中医"酸甘养阴"的原理。

《黄帝内经》解读影响寿命的因素

> 阳气者，若天与日，失其所则折寿而不彰。
>
> **注释：** 人身上的阳气，就如同天上的太阳，若阳失其所，则有折寿短命之虞。
>
> ——《素问》

　　古人把人类应享有的自然寿命称为"天年"，我国古代著作中就有对"天年"的载述。《尚书·洪范》认为是120岁；《礼记·曲礼上》认为百岁为期颐，大寿则以240岁为限。由此，人类的天赋之寿一般被认为在100～150岁。那么，为什么现在的人很少活到自然寿命呢？影响人寿命的因素是什么呢？

　　《黄帝内经》中对此做出了解释，提出影响人类寿命的因素分为内在因素和外在因素。内在因素有阴阳失调、精气虚衰、肾气亏损、心脏衰弱、肝脏衰弱等；外在因素有环境因素、起居饮食、情志因素、劳逸因素等。

影响寿命的内在因素

内在因素是影响寿命的主要原因，其主要包括以下几个方面。

（1）阴阳失调。阴阳失调是机体阴阳消长失去平衡的统称，是指机体在疾病过程中由于致病因素的作用，阴阳消长失去相对的平衡而出现的阴不制阳、阳不制阴的病理变化。

（2）精气虚衰。精是指人的体液，它是维持生命活动的物质基础，是人的生命之本。气为火性熏蒸熔化而成者，有别于液体和固体，超出肉眼的观察范围，是构成人体和维持生命的基本物质之一。如果精气虚衰，则人会衰老，更为严重者可能会病死。

（3）肾气亏损。《黄帝内经》认为，肾气决定着人的生育能力和健康状况，肾气的盛衰决定着生命的进程。

（4）心脏衰弱。心为生命活动的主宰，它能调解脏腑，运行血脉。若气血虚弱，会影响血脉的功能及神智功能，从而加速衰老。

（5）肺脏衰弱。肺主一身之气，人身诸气的生成、运行及功能活动，都与肺密切相关。若肺气衰，则全身机能都会受到影响。

（6）肝脏衰老。肝有两个重要作用：肝藏血，具有贮存和调节血量的作用；肝主疏泄，关系到人体气机的调畅。而气机的升降出入如果失常，人则会衰老，甚至死亡。

影响寿命的外在因素

外在因素是影响寿命的次要原因，其主要包括以下几个方面。

（1）环境因素。优美的自然环境不仅有益于身体健康，而且可以美化人们的生活和心灵，它为家庭和个人提供了舒适、安静、优美的居住环境，是健康、幸福、长寿的摇篮。长寿老人大多生活在山区、农村，那里环境优美、空气新鲜。

（2）起居饮食。《素问》中指出："此饮食不节，故时有病也。"意思是饮食不节会使身体产生疾病。例如过多摄入高脂肪、高蛋白、高盐、高糖的人，必然导致高血压、冠心病、糖尿病等疾病。只有多素少荤，才能保持健康。

（3）情志因素。七情太过会影响人的寿命。《素问》中说，"喜伤心""怒伤肝""思伤脾""忧伤肺""恐伤肾"。如果长期受精神刺激或突然受到剧烈的精神创伤，超过所承受的范围，就会引起体内阴阳气血的失调，脏腑经络的功能紊乱，导致疾病的发生。

（4）劳逸因素。劳逸，是指过度安逸和过度疲劳。正常的劳动有助于增强体质，使气血流通，而必要的休息可以恢复体力、脑力以及消除疲劳，两者都有利于维持人体正常的生理活动，使人不发病。但是，如果长时间过度安逸或过度劳累，就可能生病。

养生小贴士

我们所讲的养生之道不是抽象的、虚无的，它实实在在地表现在我们每一个人普普通通的日常生活中。想要健康长寿，就要切实地注重内在因素和外在因素对机体的影响，竖立健康的生活观念，每天坚持，就会收到好的效果。

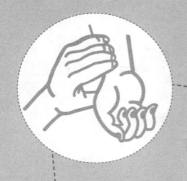

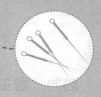

第二章
调养五脏六腑，内外兼修则百病不侵

人体是大天地，五脏六腑是小天地，五脏六腑出现小问题，反映在人身上便是大问题。人体是一个讲究平衡与和谐的系统，五脏六腑各司其职，彼此照应又相互牵制。因此在中国传统医书中，五脏六腑是人身之宝，也是养生之宝，它定寿命、决健康、泽精气，是人体养生的根本所在。只有五脏六腑和谐平衡，才能身心健康，百病不侵。

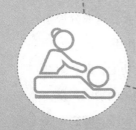

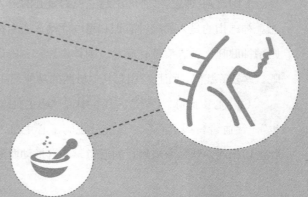

心为"君主之官"，为气血所养

▼
▼

心者，君主之官，神明出焉。

注释：心，主宰全身，是君主之官，人的精神意识思维活动都由此而出。

——《素问》

《黄帝内经》中这样描述心，"心者，君主之官，神明出焉""故主明则下安""主不明则一十二官危"。也就是说，心在五脏六腑中排行老大，掌管的"地方""权力"非常大。这充分说明了心是脏腑中最重要的器官。其主要起着以下几个作用。

（1）心主神志。"神明出焉"说的是心的一大功能，即心主神志。神志指的是人的精神意识和思维活动。心主神志的功能正常，则精神健旺，神志清楚；反之，则神志异常，出现惊悸、健忘、失眠、癫狂等症候，而且可引起其他脏腑的功能紊乱。

（2）心主血脉。《黄帝内经》中说"心主血脉""脉者，血之府也""诸血者皆属于心"。这充分说明了心主血，血行脉中，心与脉密切相连，脉是血液运行的通道，心有推动血液在脉管中运行以营养全身的功能。

（3）心开窍于舌。"舌为心之苗"，心脏的情况可以从舌的色泽及形体表现出来。心的功能正常，则舌红润柔软，运动灵活，味觉灵敏，语言流利；心脏气血不足，则舌质淡白，舌体胖嫩；心有瘀血，则舌质暗紫色，重者有瘀斑，心火上炎，则舌尖红或生疮。

养心的核心，就是平静心神，清心寡欲，减少各种欲望。如果杂念重生，心神动荡，就会消耗大量能量，气血动荡不安，心神就无法安宁。而静心就是让气血按正常的规律运行，养生中的心灵释放法、放松法，就是为减少各种欲望，达到平心静气的养心目的。

心的食物调养

饮食调理是养生中必不可少的一部分，很多食物都具有养心的作用。比如以下食物对心脏不好的人就很有裨益。

（1）猪心。猪心性平、味甘咸，有养心补血、安神定惊的功效。富含蛋白质和较多钙、磷、维生素等成分，脂肪含量少，能加强心肌营养、增强心肌收缩力。

（2）桂圆。桂圆味甘、性温、无毒，入心脾二经，有补血安神、健脑益智、补养心脾的功效。桂圆还有补益作用，对病后需要调养及体质虚弱的人有辅助功效。

（3）黄豆。黄豆中含多种人体必需的氨基酸和不饱和脂肪酸，能促进体内脂肪及胆固醇代谢，保持心血管通畅。食用时，除将黄豆加工成豆浆、豆腐、豆豉外，还可做成黄豆米饭。煮饭时，先将黄豆用热水泡4小时以上，再换水加米烹煮，这样可以将黄豆中容易产生气体的物质溶解，避免造成腹胀。

（4）黑芝麻。黑芝麻中含有丰富的维生素E，对维持血管壁的弹性作用巨大。另外，其中含有丰富的α-亚麻酸，也能起到降低血压、防止血栓形成的作用。由于黑芝麻的营养成分藏在种子里，因此必须破壳吃才有效。建议先炒一下，使其爆开，或是将黑芝麻打磨成粉再食用。

静心养生法

当你的心情不佳时，选个安静的地方，全身放松取坐姿，双手放在膝上。深呼吸，闭上眼睛，让大脑完全安静。想象自己来到深山之中，自由自在地漫步其间；或是身处山巅，白云在脚下流淌；或是身处蔚蓝色的大海之上……如流连于绚丽风光中，心情会无比欢畅。

养生小贴士

夏季气温高热，很多人常出现全身乏力、食欲不振、头晕等症状，甚至中暑、呕吐，这个时候养生要重在养心。每天坚持按揉阴陵泉、百会和印堂，可以健脾利湿，保护心脏。

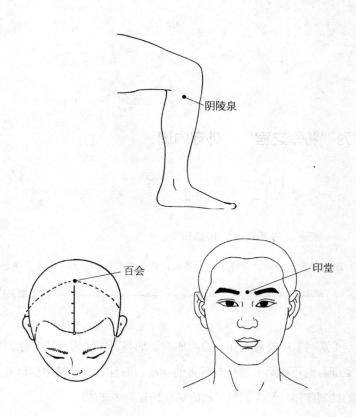

阴陵泉

百会

印堂

肝为"将军之官"，外守内调

> 肝者，将军之官，谋虑出焉。
>
> 注释：肝，主怒，像将军一样勇武，称为将军之官，谋略由此而出。

《素问》

《素问》中将肝比作一位有胆有识的将军，主管军队，是力量的象征。它不仅具有消化与解毒的功能，而且对人体精神也起着重要的控制作用，肝失调所引起的病症是复杂多变的。

（1）肝主藏血。是指肝具有贮藏和调节血量的功能。

（2）肝主疏泄。即疏通、舒畅的意思。具体表现在调节精神情志与调节气机两方面。

（3）肝主怒。肝与情志中的怒相关，故大怒则伤肝。

（4）肝主筋。其华在爪。肝的精气充足，才能养筋，筋壮，肢体灵活自如，指甲丰满、光泽、透明，呈粉色；肝虚，筋气不舒，活动迟钝，指甲脆弱，凹陷，不透明，缺少血色。

（5）肝开窍于目。肝阴不足，则两目干涩；肝血不足，则视物模糊和夜盲；肝火上炎，则目赤肿痛，畏光流泪或目赤生翳；肝阳上亢，则头昏目眩；肝风内动，则目斜视上吊；肝气郁结过久，则能导致口苦目眩。因此，目是肝脏病变外在表现的一个方面。

肝的食物调养

中医讲："肝主青色，青色如肝经。"青色的食物可以起到养肝的作用，而辛辣、刺激、油炸的食物或荤食等，会增加肝的负担。所以生姜、辣椒要少吃。养肝血，可以吃枸杞、当归、阿胶等食物。此外，以下三种食物也有很好的养肝功效。

（1）三七花。三七花具有保肝明目、降血压、降血脂、生津止渴、提神补气的功效。可用开水泡饮，或同茶泡饮。

（2）鸡肝。鸡肝味甘性温，补血养肝，为食补养肝的佳品，较其他动物肝脏补肝的作用更强，且对胃有温补功效。

（3）菠菜。菠菜为春天的应时蔬菜，它具有滋阴润燥、疏肝养血等作用，对肝气不舒及并发胃病的辅助治疗常有很好的效果。

肝的情志调养

肝主情志。肝出现问题会影响我们的情绪，反之，不好的情绪也会影响到肝。所以，我们要学会化解心中的不良情绪，使自己保持好心情，是肝养生保健的最好方法。

另外，吸烟、喝酒会损害肝脏健康。肝脏是我们人体内最大的化工厂，摄入体内的酒精90%以上需要肝脏分解、解毒和排泄。如果大量饮酒，超过了肝脏的解毒能力，人就容易酒精中毒，甚至引发酒精性肝病。因此，为了身体健康，在心情不好时千万不能借酒消愁，否则对肝脏的损害就是雪上加霜。

养生小贴士

护肝养生操：扭腰晃膀。两脚站立，自然分开，与肩同宽，两膝微屈，悠闲自然地扭腰晃膀。要点是上半身要放松，下半身重心下移，呼吸自然均匀，腰胯随意晃动。

脾为"仓廪之官"，主运化

脾胃者，仓廪之官，五味出焉。

注释：脾和胃是饮食的受纳和布化，是仓廪之官，五味的营养靠它们的作用而得以消化、吸收和运输。

——《素问》

脾作为五脏之一，被称为"后天之本"对人体的作用巨大，主要起着以下功用。

（1）脾主运化。运化就是消化饮食水谷，变化成为精微物质并将其运输、散布到全身，它对于气血的生成起着主要的作用，因此称脾是"气血生化之源"。脾主运化，还包括运化水湿，也就是指脾对水液的吸收、转输、散布和排泄起着重要的作用。

（2）脾气主升。"升"，即上升、向上输送的意思。脾气主升一是指脾主升清。"升清"即指水谷精微物质的向上升发、布散。水谷入胃后，经过脾、胃和小肠等消化后化生的精微物质，要在脾的升清作用下，向上输送于肺，并通过心肺的作用，散布到周身各处。二是指维持人体各内脏的正常位置。中医学认为，人体的脏腑在体内都有固定的位置，如肾位于两侧腰部等。而脏腑之所以能固定在一定的部位，要依靠脾气主升的生理作用。

（3）脾主统血。脾统血，是指脾不但有生血的功能，还有统摄血液，使血液正常循行于脉中而不外溢的功能。

（4）脾开窍于口。人的饮食、口味等与脾的运化功能有关。若脾气健运，则食欲旺盛，口味正常；反之，若脾胃有病，则食欲不振，口味异常。

对于脾的养生，我们主要从以下几个方面入手。

食物调养

健脾的食物有粳米、籼米、玉米、薏米、番薯、豆腐、牛肉、兔肉、狗肉、牛肚、乌鸡、藕、栗子、山药、扁豆、豇豆、胡萝卜、马铃薯、洋葱、平菇、葡萄、红枣等。日常多食用这些食物有一定的健脾功效。

此外，对脾的保养还应注意不要暴饮暴食、过饥过饱，而应吃饭定时、饮食清淡，不吸烟酗酒，讲究个人卫生。

运动调养

运动可以增强脾的运化功能，我们可用仰卧起坐的方法，每天进行3次，每次10分钟。做这项运动需要在饭后30分钟进行，以免影响消化。

穴位调养

（1）按揉足三里穴。足三里穴位于外膝眼下3寸，胫骨外侧。两手拇指按压足三里穴，左右旋转按压30次。

（2）按揉公孙穴。公孙穴位于第一跖骨基底部的前下方，赤白肉际处。用左手拇指按压右足公孙穴，左右旋按20次，然后再用右手拇指旋按左足公孙穴20次。

（3）按揉天枢穴。天枢穴位于中腹部，肚脐左右两侧三指宽处。两手放在腹部两侧，中指按压天枢穴，按揉30次。

养生小贴士

中医认为，"脾与长夏相应"，长夏就是农历六月，雨水多，湿气重。根据"天人相应"理论，脾气的生理功能在长夏季节时最旺盛，而长夏的潮湿气候最易伤脾，脾虚易生湿，湿易困阻脾运化的功能，因此，长夏时要特别注意预防湿邪侵入人体。

肺为"相傅之官"，吐故纳新

▼
▼
▼

肺者，相傅之官，治节出焉。

注释：肺，是相傅之官，犹如相傅辅佐着君主，因主一身之气而调节
全身的活动。

——《素问》

肺位于胸腔，上连气道，喉为门户，开窍于鼻，为气体出入的
器官，在人体脏腑之中位置最高，故称肺为华盖。其主要有以下
功用。

（1）肺主气。气是人体赖以维持生命活动的重要物质。所
谓肺主气，是指人身之气均为肺所主，所以说"诸气者，皆属于
肺"（《素问》）。肺主气，一是指肺的呼吸功能，二是指肺在真
气生成方面的作用。

（2）肺主行水。在五脏之中，肺的位置最高，故古人称它为
"肺者脏之盖也""肺为华盖"，是"水之上源"。具体来说，一
方面通过肺气的宣发，使津液外达全身肌肤而为汗；另一方面通过

肺气的肃降，使津液下输至肾和膀胱而为尿。

（3）肺主治节。肺主治节即治理调节，具体指的是肺辅助心脏治理调节全身气、血、津液及脏腑生理功能的作用。

（4）肺开窍于鼻。《黄帝内经》中指出，"肺气通于鼻，肺和则鼻能知香臭矣"。肺主气，掌管呼吸，鼻作为气体出入的通道，与肺直接相连。肺气调和，才能鼻窍通利、嗅觉灵敏。如果外感风寒伤了肺，就会鼻塞流涕，影响嗅觉；肺有燥热，就会引发鼻孔干涩等症状。

中医认为，"肺为娇脏""温邪上受，首先犯肺"。也就是说，肺是最容易受到外来有害物质侵害的脏器。那么，我们应该如何保护这个"娇脏"呢？

食物调养

养肺的食物有：洋葱、苹果、咖啡、茶、坚果、沙丁鱼、金枪鱼等。尤其是以下三种食物对肺有着较好的功用。

（1）柑橘。富含维生素C，润肺止咳，醒酒利尿，适用于一些身体虚弱或是热病之后又津液不足、伤酒烦渴的人食用。

（2）杏仁。《本草纲目》中说杏仁"润肺、消积食、散滞气"。喝一杯热的杏仁露具有润肺功效，或在杏仁露中加入银耳、雪梨等润肺养阴的食物，熬成杏仁羹，润肺平喘的功效更好。

（3）山药。润肺的最佳食物之一，最好的吃法是做山药粥，或者是直接清炒山药，不适合与其他的食物相配。

健肺操

（1）伸展胸廓。站立且双臂下垂，两脚间距同肩宽，吸气，双手经体侧缓慢向上方伸展，尽量扩展胸廓。同时抬头挺胸，呼气时还原。

（2）转体压胸。站姿同上。吸气，上身缓慢地向右后方转动，右臂随之平举并向右后方伸展。然后左手平放于左侧胸前向右推动胸部，同时呼气。向左侧转动时，动作相同，方向相反。

（3）交叉抱胸。坐位，两脚自然踏地。深吸气，然后缓缓呼气，同时双臂交叉抱于胸前，上身稍前倾，呼气时还原。

养生小贴士

鼻是呼吸出入的门户，为肺之窍。鼻部的疾病常常与肺有密切的关系，经常按摩鼻部，能宣肺通窍、调节气道。具体方法是将双手中指的指腹放在鼻子两侧，沿下方的鼻翼，上下反复摩擦。

肾为"作强之官"，藏精纳气

〉
〉

肾者，作强之官，伎巧出焉。

注释：肾，是作强之官，它能够使人发挥潜力而产生各种技巧。

——《素问》

《黄帝内经》中对肾是这样描述的："肾者，作强之官""肾为先天之本"。可以看出，肾是人体重要的器官之一，它主要有以下生理功能。

（1）肾藏精，主生长发育和生殖。《素问》中指出肾为"封藏之本"（"封藏"有闭藏、贮藏之义），主要就是体现肾的藏精作用。肾藏先天之精和后天之精，先天之精又称生殖之精，禀受于父母，与人的生育繁殖有关；后天之精又称脏腑之精，由脏腑化生水谷精微而成，主人体生长发育。

（2）肾主骨生髓，通于脑。《黄帝内经》中说"肾主骨生髓通于脑"。肾能藏精，而精能生髓，肾功能的好坏也会影响脑的功能。髓可分为骨髓、脊髓、脑髓三部分，骨髓藏于全身的骨骼之中，起到营养骨头的作用；脊髓和脑髓是相通的，骨髓汇聚到脊髓，最终汇聚到脑髓之中。

（3）肾主水液代谢。《素问》中说："肾者，水脏，主津液。"肾主水液是肾的重要生理功能之一，这一功能主要靠肾的气化作用来完成。肾虚，气化作用失常，会出现遗尿、小便失禁、夜尿增多、尿少、水肿等症状。尤其是慢性肾脏病的发生，与肾密切相关。

（4）肾主纳气。肾主纳气，是说肾与人的吸气功能有关，肺虽是主呼吸的，但肾有摄纳肺气的作用。呼吸出入的气，虽主在肺，但根在肾。肾气足，肺气充；反之，肾气亏损，就不能助肺吸气，患者就会产生呼多吸少，并且有吸气不能到达丹田的感觉。

肾对人体的作用如此重要，那我们如何来保养肾呢？

食物调养

有益肾保健功效的食物有豆制品、蘑菇、水果、西瓜、冬瓜、瘦肉、鱼类、板栗、黑米、黑豆、黑芝麻、黑枣、核桃等。另外，适当配用一些碱性食物，可以缓和和代谢酸性产物的刺激。其中，尤为突出的补肾食物有以下两种。

（1）板栗。板栗有养胃健脾、壮腰补肾、活血止血的功效。多数人都是熟吃板栗，殊不知生吃板栗补肾效果最好。

（2）黑色食物，如黑米、黑豆等。传统中医学红色入心，青色入肝，黄色入脾，白色入肺，黑色入肾。凡是黑色的食物对肾都有补益作用。

穴位按摩

（1）揉丹田。丹田位于肚脐下1~2寸（注：1寸≈3.3厘米）处。方法是将手搓热后，用右手中间三指在该处旋转按摩50～60次，能健肾固精，并改善胃肠功能。

（2）按肾俞。肾俞穴位于第二、三腰椎间水平两旁一寸处，两手搓热后用手掌上下来回按摩50次，两侧同时或交替进行。对肾虚腰痛等有防治作用。

（3）摩涌泉。涌泉穴位于足心凹陷处。方法是用右手中间三指按摩左足心，用左手三指按摩右足心，左右交替进行，各按摩60～80次，至足心发热为止，有益于补肾壮阳、强筋壮骨。

养生小贴士

一到冬天，许多人感到手脚冰凉，穿得再厚身上依旧感觉冷；晚上睡觉，被子盖了好几层，被窝却还是暖和不起来。中医认为，怕冷是由于体内阳气虚弱所致，其实说明白点就是肾虚。因此，怕冷补肾才是根本。

六腑主外，各司其职

▼
▼

> 六府者，传化物而不藏，故实而不能满也。
>
> **注释：** 六腑传导、消化食物，经常充盈水谷，而不贮藏精气。因传化
> 不藏，故虽有积实而不能充满。

—— 《素问》

六腑是指胆、胃、大肠、小肠、三焦、膀胱。它们的共同生理功能是"传化物"，表现在消化、吸收和排泄三个方面。其消化，关系到胃、胆、小肠的功能；其吸收，关系到小肠、大肠的功能；其排泄，关系到大肠、膀胱的功能。六腑协同完成"传化物"的任务。

食物入口，通过食道入胃，经胃的腐熟，下传于小肠，经小肠的分清泌浊，其清者（精微、津液）由脾吸收，转输于肺，而布散全身，以供脏腑经络生命活动的需要；其浊者（糟粕）下达于大肠，经大肠的传导，形成大便排出体外；废液则通过肾的气化而形成尿液，渗入膀胱，排出体外。

胆为"中正之官"，主决断

1. 功用

（1）主贮藏和排泄胆汁。胆汁来源于肝脏。胆汁生成后，进入胆腑，由胆腑浓缩并贮藏。贮藏于胆腑的胆汁，在肝气的疏泄作用下排泄而注入小肠中，以促进饮食水谷的消化和吸收。

（2）主决断。指胆在精神意识活动过程中，具有判断、做出决定的作用。胆气虚弱的人，在受到精神刺激的不良影响下，则容易生病。

2. 调养

胆经是沿体侧从头到脚的一条阳经，养护胆肝除了饮食调养、按时睡眠外，还可以每天沿着双腿外侧敲打胆经。要注意的是，敲打胆经应在清晨或上午，夜晚不能敲打胆经，否则很容易失眠。

胃为"仓廪"之官，主受纳、腐熟

1. 功用

（1）主受纳。胃主受纳是指胃接受和容纳水谷的作用。胃主受纳功能是胃主腐熟功能的基础，也是整个消化功能的基础。若胃有病变，就会影响胃的受纳功能，而出现纳呆、胃脘胀闷等症状。

（2）主腐熟。胃主腐熟是指胃具有将水谷饮食初步消化为食糜的功能。

2. 调养

气海穴，即道家所称的丹田部分，为全身的重心，位于脐下1.5寸处。按摩方法：先以右掌心紧贴于气海的位置，照顺时针方向分小圈、中圈、大圈，按摩100～200次。再以左掌心，按逆时针方向，如前法按摩100～200次，按摩至有热感，即有效果。

小肠为"受盛之官"，主化物

1. 功用

（1）主受盛和化物。一是小肠盛受了由胃初步消化来的食物，起到容器的作用，即受盛作用；二指经胃初步消化的食物，在小肠内必须停留一定的时间，由小肠对其进一步消化和吸收，将水谷化为可以被机体利用的营养物质，精微由此而出，糟粕由此下输于大肠，即"化物"作用。

（2）主泌别清浊。泌，即分泌。别，即分别。清，即精微物质。浊，即代谢产物。所谓泌别清浊，是指小肠承受胃初步消化的食物，在进一步消化的同时，进行分别水谷精微和代谢产物的过程。

2. 调养

腹部按摩运动，刺激肠道蠕动。

感觉肚子胀气、肠道停滞，这是因为横结肠处于较平常低的位置，且囤积了气体。这时不妨试试腹部按摩。方法是侧躺，左半身朝上，在肚子上顺时针画圈圈按摩。持续按摩5分钟，搭配深呼吸，可以改善胀气，帮助肠道蠕动。

大肠为"传道之官"，主传化糟粕

大肠的主要生理功能是主传化糟粕，大肠接受经过小肠泌别清浊后剩下的食物残渣与水液，再吸收其中残余的水液，形成粪便，传送至大肠末端，经肛门排出体外。

调养

有效预防便秘的食物有新鲜蔬菜、核桃、蜂蜜、松子、番薯、香蕉等。危害肠道健康的食物有饱和脂肪、谷蛋白、肉类、白糖等。

三焦为"决渎之官"，主持诸气

三焦是指上焦、中焦、下焦，是上、中、下三焦的合称。膈以上，即心肺为上焦；膈下脐上腹部，即脾与胃为中焦；脐以下，也就是肝、肾、大小肠、膀胱为下焦。

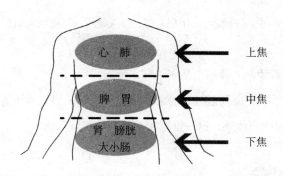

1. 功用

（1）主持诸气，总司全身的气机和气化。人体的五脏六腑之内、经络之中或任何一个部位和组织都在不停地进行着气的升、降、出、入运动。机体任何局部的气机活动都受三焦的司控，三焦是全身气机活动的总司控，气机是气运动的基本形式，气化是气机活动的过程和变化。

（2）主水液运行的通道。三焦为人体水液运行的主要通道。人体水液代谢是一个复杂的生理过程，是多个脏腑的一系列生理功能的综合作用，但人体水液的升降出入，周身环流，则必须以三焦为通道才能实现。

2. 调养

三焦经的终点穴位是丝竹穴，位于外眼角，正好是女性长鱼尾纹的部位，这个部位也最易长斑，因此，刺激三焦经可以防治色斑和减少鱼尾纹。

膀胱为"州都之官"，藏津液

《素问》中说："膀胱者，州都之官，津液藏焉，气化则能出矣。"

功用

（1）主藏津液。津液包括尿液和水液。

（2）膀胱气化。膀胱通过肾阳的气化作用，能将人体不需要的水液通过排尿排出体外，这一排尿的功能叫作膀胱气化。

养生小贴士

痘痘的出现，说明五脏六腑有不和谐的因素存在。鼻翼痘是胃火过大，消化不良的表现；额头痘是肝脏积累过多毒素的表现；唇周痘是便秘、肠热或吃辛辣油炸食物的表现；印堂痘是心脏活动减弱的表现；右脸颊痘是肺部有炎症的反映；太阳穴痘是胆汁分泌不足的表现。

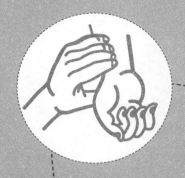

第三章
疏通经络，气血畅通则远离疾病折磨

经络是运行气血、联系脏腑和体表及全身各部的通道，是人体功能的调控系统。经络是经脉和络脉的统称。

十二经脉（又称"十二正经"）是人体中的主要经脉，就像城市中的主干交通一样，在人体中发挥沟通传递脏腑信息及维持脏腑平衡的作用，在人体的生长发育、疾病生成与治疗以及最后疾病的缓解、恢复健康方面都担任着至关重要的角色。

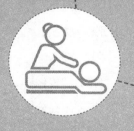
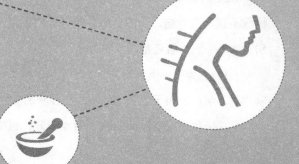

疏通十二经脉，百病难侵

> 夫十二经脉者，人之所以生，病之所以成，人之所以治，病之所以起。
>
> **注释：** 十二经脉在人体的生长发育、疾病生成与治疗以及最后疾病的缓解、恢复健康方面都担任着至关重要的角色。

— 《灵枢》

十二经脉的命名有着一定的法则，具体可归纳为以下几点。

（1）内为阴，外为阳，即肢体内侧面的前、中、后分别称为太阴、厥阴、少阴，肢体外侧面的前、中、后分别称为阳明、少阳、太阳。

（2）脏为阴，腑为阳。"藏精气而不泻"者称脏，为阴，"传化物而不藏"者称腑，为阳。每一阴经分别隶属于一脏，每一阳经分别隶属于一腑，各经都以脏腑命名。

（3）上为手，下为足。分布于上肢的经脉，在经脉名称之前冠以"手"字；分布于下肢的经脉，在经脉名称之前冠以"足"字。

十二经脉是经络系统的核心组成部分，包括以下各条经脉。

（1）手三阴经：手太阴肺经、手厥阴心包经、手少阴心经。

（2）手三阳经：手阳明大肠经、手少阳三焦经、手太阳小肠经。

（3）足三阳经：足阳明胃经、足少阳胆经、足太阳膀胱经。

（4）足三阴经：足太阴脾经、足厥阴肝经、足少阴肾经。

手太阴肺经及养生要穴

手太阴肺经，又称肺经。本经穴主治有关"肺"方面所发生的病症：咳嗽、气急、喘息、心烦、胸闷、上臂和前臂的内侧前缘酸痛或厥冷，或掌心发热等。其中比较重要的养生穴位有以下几个。

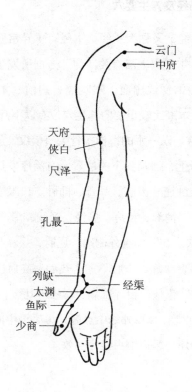

（1）中府穴。在胸外侧部，云门下1寸，平第一肋间隙处，距前正中线6寸。有治疗咳嗽、气喘、肺胀满、胸痛、肩背痛等功效。

（2）尺泽穴。在肘横纹外侧凹陷处。有治疗咳嗽、气喘、咯血、潮热、胸部胀满、咽喉肿痛、小儿惊风、吐泻、肘臂挛痛等功效。

（3）孔最穴。在尺泽和太渊连线的中点偏上约一横指处。有治疗咳嗽、气喘、咯血、咽喉肿痛、肘臂挛病、痔疾等功效。

（4）鱼际穴。位于拇指掌骨的中点上。有治疗咳嗽、咯血、咽喉肿痛、失音、发热等功效。

手阳明大肠经及养生要穴

手阳明大肠经，又称大肠经。本经有了异常变动就表现为牙齿痛、颈部肿胀。本经穴主治有关"津"方面所发生的病症：眼睛昏黄，口干，鼻流清涕或出血，喉咙痛，肩前、上臂部痛，食指疼痛、活动不利。本经比较重要的养生穴位有以下几个。

（1）合谷穴。以一手的拇指指骨关节横纹，放在另一手拇、食指之间的指蹼缘上，拇指尖下的位置。有治疗发热、头痛、目赤肿痛、鼻衄、咽喉肿痛、齿痛、耳聋、面肿、口眼㖞斜、中风口噤、热病无汗、多汗、消渴、黄疸、痛经、经闭、滞产等功效。

（2）曲池穴。在肘横纹外侧端，屈肘，尺泽与肱骨外上髁连线中点。有治疗手臂痹痛、上肢不遂、热病、高血压、癫狂、腹痛、吐泻、咽喉肿痛、齿痛、目赤肿痛、湿疹等功效。

（3）迎香穴。在鼻翼外缘中点旁，鼻唇沟中间。有治疗鼻塞、鼽衄、口歪、面痒、胆道蛔虫症等功效。

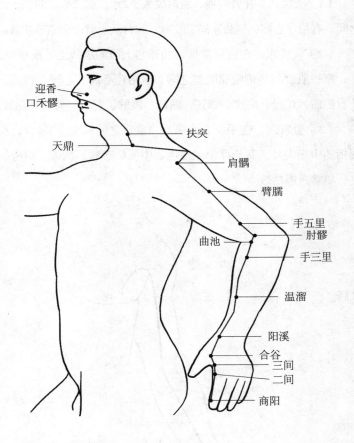

迎香
口禾髎
天鼎
扶突
肩髃
臂臑
手五里
肘髎
曲池
手三里
温溜
阳溪
合谷
三间
二间
商阳

手厥阴心包经及养生要穴

手厥阴心包经，简称心包经。本经异常可表现为下列病症：心中热、前臂和肘部拘挛疼痛、腋窝部肿胀，甚至胸中满闷、心悸、面赤、眼睛昏黄、喜笑不止。本经主治"脉"方面所发生的病症：心胸烦闷，心痛，掌心发热。主要的养生穴位有以下几个。

（1）天泉穴。在臂内侧，腋前纹头下2寸，肱二头肌的长、短头之间。有治疗心痛、胸胁胀满、咳嗽、胸背及上臂内侧痛等功效。

（2）间使穴。在前臂掌侧，曲泽与大陵的连线上，腕横纹上3寸，掌长肌腱与桡侧腕屈肌腱之间。有治疗心痛、心悸、胃痛、呕吐、热病、烦躁、疟疾、癫狂、痫证、腋肿、肘挛、臂痛等功效。

（3）劳宫穴。在手掌心，第2、3掌骨之间偏于第3掌骨，握拳屈指的中指尖处。有治疗中风昏迷、中暑、心痛、痫证、口疮、口臭、鹅掌风等功效。

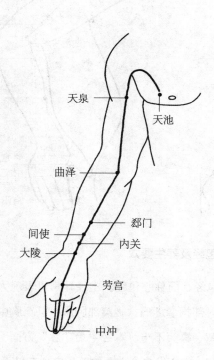

手少阳三焦经及养生要穴

手少阳三焦经，又称三焦经。本经异常可表现为下列病症：耳聋、耳鸣、咽喉肿痛。本经主治"气"方面所发生的病症：自汗，眼外眦痛，面颊肿，耳后、肩臂、肘部、前臂外侧均可发生疼痛，小指、无名指功能障碍。本经主要的养生穴位有以下几个。

（1）中渚穴。在手背部，环指本节（掌指关节）的后方，第4、5掌骨间凹陷处。有治疗头痛、目眩、目赤、目痛、耳聋、耳鸣、肩背肘臂酸痛等功效。

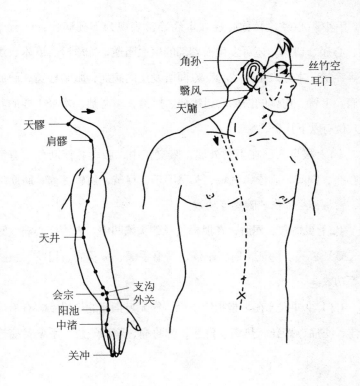

（2）外关穴。在前臂背侧，阳池与肘尖的连线上，腕背横纹上2寸，尺骨与桡骨之间。有治疗热病、头痛、耳聋、耳鸣、目赤肿痛、肩背痛、肘臂屈伸不利、手指疼痛、手颤等功效。

（3）翳风穴。在耳垂后方，乳突与下颌角之间的凹陷处。有治疗耳鸣、耳聋、口眼㖞斜、牙关紧闭、颊肿等功效。

（4）丝竹空穴。在面部，眉梢凹陷处。有治疗头痛、目眩、目赤痛、眼睑跳动、齿痛、癫痫等功效。

手少阴心经及养生要穴

手少阴心经，又称心经。本经异常表现为下列病症：咽喉干燥、心痛、口渴；还可发生前臂部的气血阻逆，如厥冷、麻木、疼痛等症状。本经穴主治"心"方面所发生的病症：眼睛昏黄，胁肋疼痛，上臂、前臂的内侧后边疼痛、厥冷，掌心热。本经主要的养生穴位有以下几个。

（1）极泉穴。在上臂外展，腋窝正中，腋动脉搏动处。有治疗心痛、胸闷、心悸、气短、悲愁不乐、目黄，肩臂疼痛、胁肋疼痛、臂丛神经损伤、腋臭等功效。

（2）少海穴。屈肘，在肘横纹尺侧头陷凹中。有治疗心痛、健忘、癫狂善笑、痫证，肘臂挛痛、臂麻手颤、头颈痛、目眩、腋胁痛等功效。

（3）少冲穴。在小指指甲下缘，靠无名指侧的边缘上。有治疗心悸、心痛、癫狂，热病、昏迷，胸胁痛、胸满气急、手挛臂痛等功效。

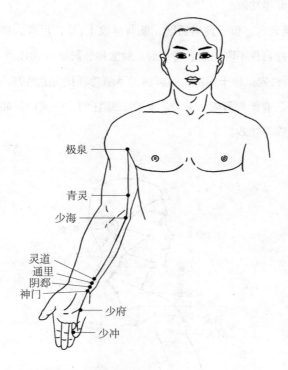

极泉

青灵

少海

灵道
通里
阴郄
神门

少府

少冲

手太阳小肠经及养生要穴

手太阳小肠经，又称小肠经。本经异常表现为下列病症：咽喉痛，颌下肿不能回顾，肩部牵拉样疼痛，上臂痛如折断。本经穴主治"液"方面所发生的病症：耳聋，眼睛发黄，面颊肿，颈部、颌下、肩胛、上臂、前臂的外侧后边疼痛。本经主要的养生穴位有以下几个。

（1）后溪穴。在手掌尺侧，微握拳，当小指本节（第五掌骨关节）后的远侧掌横纹头赤白肉际处。有治疗头项强痛、腰背痛、手指及肘臂挛痛等功效。

（2）养老穴。位于前臂后区，腕背横纹上1寸，尺骨头桡侧凹陷中。有治疗目视不明，肩、背、肘、臂酸痛，腰痛等功效。

（3）听宫穴。位于面部，耳屏前，下颌骨髁状突的后方，张口时呈凹陷处。有治疗耳鸣、耳聋、牙痛、癫狂痫；三叉神经痛、头痛、目眩头昏等功效。

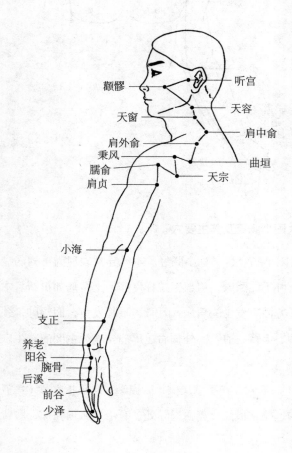

足阳明胃经及养生要穴

足阳明胃经，又称胃经。本经主治肠胃等消化系统、神经系统、呼吸系统、循环系统某些病症和咽喉、头面、口、牙、鼻等器官病症以及本经脉所经过部位之病症。本经主要的养生穴位有以下几个。

（1）承泣穴。在面部，瞳孔直下，眼球与眶下缘之间。有治疗目赤肿痛、流泪、夜盲、眼睑眴动、口眼歪斜等功效。

（2）承满穴。在上腹部，脐中上5寸，距前正中线2寸。有治疗胃痛、吐血、食欲不振、腹胀等功效。

（3）足三里。在小腿前外侧，犊鼻下3寸，距胫骨前缘一横指（中指）处。有治疗胃痛、呕吐、噎膈、腹胀、泄泻、便秘、乳痈、肠痈、下肢痹痛、水肿、脚气等功效。

（4）丰隆穴。在小腿前外侧，外踝尖上8寸，条口外，距胫骨前缘二横指（中指）处。有治疗头痛、眩晕、痰多咳嗽、呕吐、便秘、水肿等功效。

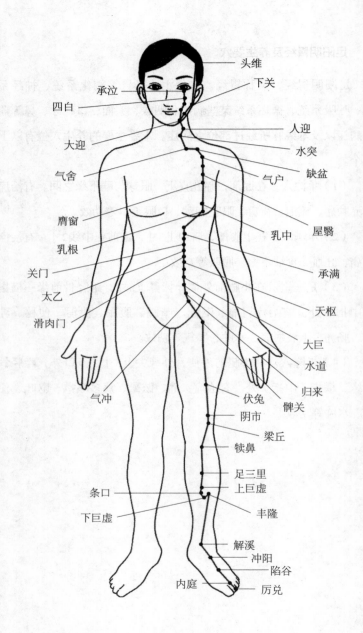

头维
下关
承泣
四白
人迎
水突
大迎
缺盆
气舍
气户
膺窗
屋翳
乳根
乳中
关门
承满
太乙
天枢
滑肉门
大巨
水道
归来
气冲
伏兔
髀关
阴市
梁丘
犊鼻
足三里
上巨虚
条口
丰隆
下巨虚
解溪
冲阳
陷谷
内庭
厉兑

足少阳胆经及养生要穴

足少阳胆经，又称胆经。主治侧头、眼、耳、鼻、喉、胸胁等部位病证，肝胆、神经系统疾病，发热病，以及本经所过部位的病症。本经主要的养生穴位有以下几个。

（1）瞳子髎。别名太阳穴，有治疗目疾的功效。

（2）风池穴。在头额后面大筋的两旁与耳垂平行处。有治疗头痛、头重脚轻、眼睛疲劳、颈部酸痛、落枕、失眠、宿醉等功效。

（3）肩井穴。大椎穴与肩峰连线中点，肩部最高处。有治疗肩背痛、手臂不举、中风偏瘫、滞产、产后血晕、乳痈、瘰疬以及高血压、功能性子宫出血等功效。

（4）阳陵泉。位于小腿外侧，腓骨头前下方凹陷处。有治疗半身不遂、下肢痿痹、麻木、膝膑肿痛、脚气、胁肋痛、口苦、呕吐、黄疸、小儿惊风等功效。

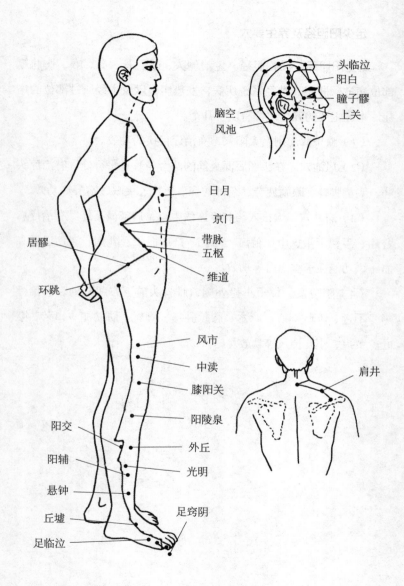

头临泣
阳白
瞳子髎
上关
脑空
风池

日月
京门
带脉
五枢
维道
居髎
环跳

风市
中渎
膝阳关
阳陵泉
阳交
外丘
阳辅
光明
悬钟
丘墟
足窍阴
足临泣

肩井

足太阳膀胱经及养生要穴

足太阳膀胱经，又称膀胱经。本经主治泌尿生殖系统、精神神经系统、呼吸系统、循环系统、消化系统的病症及本经所过部位的病症。本经主要的养生穴位有以下几个。

（1）晴明穴。在面部，目内眦角上方凹陷处。有治疗视物不明、近视、夜盲、色盲，目翳、目赤肿痛、迎风流泪，急性腰痛等功效。

（2）风门穴。在背部，第二胸推棘突下，旁开1.5寸。有治疗伤风、咳嗽、发热、头痛、项强、胸背痛等功效。

（3）厥阴俞穴。在背部，第四胸椎棘突下，旁开1.5寸。有治疗心痛、心悸、咳嗽、胸闷、牙痛等功效。

（4）膈俞穴。在背部，第七胸椎棘突下，旁开1.5寸。有治疗急性胃脘痛、呃逆、噎膈、便血，咳嗽、气喘、吐血、骨蒸盗汗等功效。

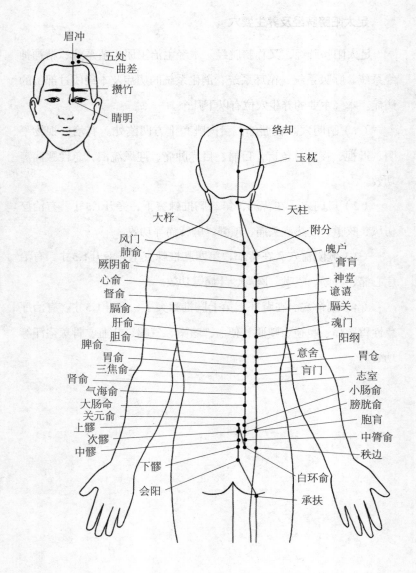

眉冲
五处
曲差
攒竹
睛明

络却
玉枕
天柱
大杼
风门
肺俞
厥阴俞
心俞
督俞
膈俞
肝俞
胆俞
脾俞
胃俞
三焦俞
肾俞
气海俞
大肠俞
关元俞
上髎
次髎
中髎
下髎
会阳

附分
魄户
膏肓
神堂
谚嘻
膈关
魂门
阳纲
意舍
肓门
胃仓
志室
小肠俞
膀胱俞
胞肓
中膂俞
秩边
白环俞
承扶

足太阴脾经及养生要穴

足太阴脾经，又称脾经。本经主治：脾胃病、妇科、前阴病及经脉循行部位的其他病证。如胃脘痛、食则呕、嗳气、腹胀、便溏、黄疸、身重无力、舌根强痛、下肢内侧肿胀、厥冷、足大趾运动障碍等。本经主要的养生穴位有以下几个。

（1）隐白穴。位于足大趾内侧趾甲角旁0.1寸处。有治疗月经过多、便血、多梦、烦心善悲、腹胀、咳逆、喘息等功效。

（2）商丘穴。位于内踝前下方凹陷中，舟骨结节与内踝尖连线的中点处。有治疗腹胀、便秘，食不化、咳嗽、黄疸、小儿癎契、痔疾、足踝痛等功效。

（3）血海穴。屈膝，在髌骨内上缘上2寸，股四头肌内侧头的隆起处。有治疗月经不调、痛经、瘾疹、皮肤湿疹、丹毒等功效。

（4）大横穴。位于脐中旁开4寸处。有治疗腹痛、小腹痛、腹泻、虚寒泻痢、大便秘结、善悲等功效。

（5）大包穴。侧卧举臂，在腋下6寸，腋中线上。有治疗气喘、胸胁痛、全身疼痛、急性扭伤、四肢无力等功效。

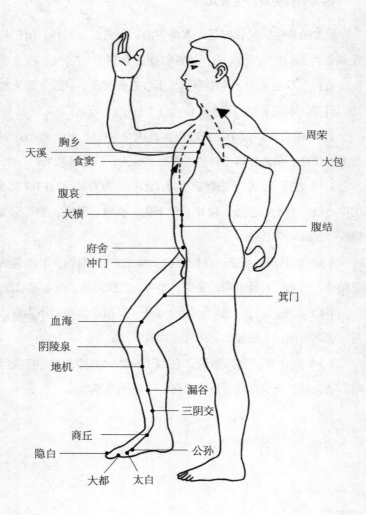

天溪　　胸乡
食窦

腹哀

大横

府舍
冲门

血海

阴陵泉

地机

漏谷

三阴交

商丘

隐白

大都　　太白

公孙

周荣

大包

腹结

箕门

足厥阴肝经及养生要穴

足厥阴肝经，又称肝经。本经主治肝胆病症、泌尿生殖系统、神经系统、眼科疾病和本经经脉所过部位的疾病。如胸胁痛、少腹痛、疝气、遗尿、小便不利、遗精、月经不调、头痛目眩，下肢痹痛等症。本经的主要养生穴位有以下几个。

（1）太冲穴。在足背，第一、二跖骨结合部前方凹陷处。有治疗头痛、眩晕、目赤肿痛、口眼歪斜，郁证、胁痛、腹胀、呃逆，下肢痿痹、行路困难，崩漏、遗尿，小儿惊风等功效。

（2）膝关穴。在足小腿内侧，胫骨内上髁的后下方，阴陵泉后1寸处。有治疗膝部肿痛、下肢痿痹、咽喉肿痛等功效。

（3）章门穴。垂肩屈肘，肘尖到达躯干侧面的位置处。有治疗郁证、胸肋胀痛、腹胀、呃逆、吞酸等功效。

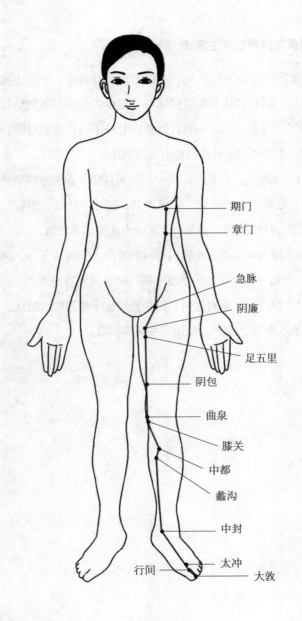

期门
章门
急脉
阴廉
足五里
阴包
曲泉
膝关
中都
蠡沟
中封
太冲
行间
大敦

足少阴肾经及养生要穴

足少阴肾经，又称肾经。本经主治妇科、前阴、肾、肺、咽喉病证。如月经不调、阴挺、遗精、小便不利、水肿、便秘、泄泻以及经脉循行部位的病变。本经的主要养生穴位有以下几个。

（1）涌泉穴。在足底部，卷足时足前部凹陷处。有治疗头顶痛、头晕、眼花、耳鸣、咽喉痛，舌干、失音、小便不利、大便难，小儿惊风、昏厥等功效。

（2）太溪穴。在内踝尖与跟腱之间的凹陷处。有治疗头痛目眩、咽喉肿痛、齿痛、咳嗽，月经不调、失眠、健忘、小便频数，腰脊痛、下肢厥冷、内踝肿痛等功效。

（3）俞府穴。在胸部，锁骨下缘，前正中线旁开2寸。有治疗咳嗽、气喘、胸痛、呕吐、不嗜食等功效。

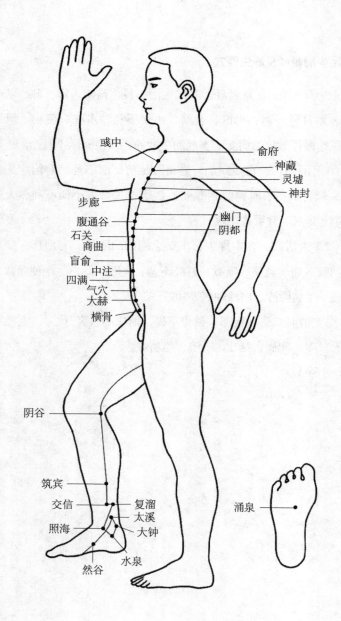

或中　　　　　　俞府
　　　　　　　　神藏
　　　　　　　　灵墟
　　　　　　　　神封
步廊
腹通谷　　　　　幽门
石关　　　　　　阴都
商曲
盲俞
中注
四满
气穴
大赫
横骨

阴谷

筑宾
交信　　　　复溜
　　　　　　太溪　　　　　涌泉
照海　　　　大钟
　　　　　　水泉
然谷

养生小贴士

　　了解小名词，轻松找穴位。①桡侧和尺侧。以手掌为例，靠小指一侧称为尺侧，靠拇指一侧称为桡侧。②大拇指的指间关节的宽度是"一寸"；食指和中指并列，从指尖算起的第二关节的宽度就是"两寸"；把四指并拢，第二关节的宽度就是"三寸"。③肘横纹。就是指微曲上臂时肘内侧出现的一条横纹。④横指。一般指自身一个大拇指的宽度，而"四横指"则是食指到小指并紧，食指第二指关节到小指第一指关节连线的长度。

对付失眠，找对穴位是关键

▼
▼

卫气昼日行于阳，夜半则行于阴，阴者主夜，夜者卧；阳者主上，阴者主下……阳气尽，阴气盛，则目瞑；阴气尽而阳气盛，则寤矣。

注释： 卫气白天行于阳分，夜间则行于阴分。阴主夜，夜主静卧而眠。阳主升而上，阴主降而下……待到阳气尽入于阴分，阴气盛行，人就闭目而眠了。待到白天阴气尽入于阳而阳气盛行时，人就醒了。

—— 《灵枢》

睡眠质量对于人的身心健康非常重要。如果睡眠时间不足或睡眠质量差，人就会出现头晕头痛、心悸健忘及全身无力等一系列症状，影响人们正常的工作、学习和生活。

治疗失眠，自我调理才是最关键的。睡前按摩治疗失眠的特效穴位，能让你一觉睡到天亮。

心脾两虚型

（1）失眠症状。失眠多梦的同时感觉心悸、健忘、食欲不振，大便不成形，浑身没力气。

（2）按摩方法。仰卧、闭目。用拇指、食指分别按摩头维穴、角孙穴各30秒，接着按摩百会穴和四神聪穴各60秒，再按摩内关穴和劳宫穴各30秒，最后按摩足三里、三阴交穴各30秒。各穴的取穴方法如下。

头维穴：在额角发际上0.5寸，头正中线旁，距神庭4.5寸。

角孙穴：在侧头部，折耳郭向前，耳尖直上入发际处。

百会穴：后发际正中上7寸，两耳尖直上，头顶正中。

四神聪穴：在百会前、后、左、右各开1寸处，共有四穴，故名四神聪。

内关穴：位于掌侧腕横纹上2寸处。

劳宫穴：在手掌有两条比较大的掌纹相交成"人"字形，沿中指中线向手掌方向延伸，经过"人"字相交点的下方区域，这个重合的地方就是劳宫穴。

足三里：在小腿外侧，犊鼻下3寸，犊鼻与解溪连线上。

三阴交：在小腿内侧，足内踝尖上3寸，胫骨内侧缘后方。

肝火上炎型

（1）失眠症状。睡眠不好同时伴有口渴喜饮、目赤口苦、小便赤黄以及性急易怒。

（2）按摩方法。仰卧、闭目。用拇指和食指分别按揉太阳穴和听宫穴各30秒，接着用拇指和食指按揉头维、角孙穴各30秒，再按揉百会、四神聪穴各60秒。让头部放松，按揉内关穴、列缺穴各30秒。最后按揉足三里和三阴交穴各30秒。各穴的取穴方法如下。

听宫穴：位于耳屏前，下颌骨髁状突的后方，张口时呈凹陷处。

列缺穴：在前臂桡侧缘，桡骨茎突上方，腕横纹上1.5寸。

日常预防失眠的方法

除了通过按摩穴位来缓解失眠，日常生活中我们还可以采用以下方法来缓解失眠。

（1）调暗灯光。当环境变暗时，身体开始释放褪黑色素，这种化学物质在凌晨2~3点达到峰值，会让人由昏昏欲睡进入深睡眠模式。

（2）拒绝"兴奋剂"。晚上不要吃油腻或辣的食物，此外，任何高咖啡因和含尼古丁的食物都会作为兴奋剂干扰人体入睡。

（3）减少噪音。高强度的声音会引起微觉醒，导致睡眠质量差。睡前听听舒缓的轻音乐，看一些散文作品集等都是不错的选择。

（4）守时。为保持生物钟的同步性，不论睡得多长或者是多短，请于每日同一时间起床，尽量遵守睡眠时间。

养生小贴士

熬夜后的补救措施：选择量少质高的抗疲劳的食物，如蛋白质、脂肪和B族维生素食物，也可吃点干果。熬夜上火了，可选择苦瓜、冬瓜、萝卜、西瓜、绿茶、菊花茶、苦丁茶等去火佳品。

幼儿腹泻，艾灸四个穴位有奇效

▼
▼

> 气盛则泻之，虚则补之。以火补者，毋吹其火，须自灭
> 也；以火泻之，疾吹其火，传其艾，须其火灭也。
>
> **注释：** 邪气盛的就用泻法，正气虚的就用补法。用艾火行补法时，不
> 要吹艾火，要让艾火自然燃烧和熄灭；用艾火行泻法时，要急
> 吹艾火使燃烧旺盛，然后拍艾条，待其火苗灭后再灸。
>
> —— 《灵枢》

中医学认为，幼儿体质纤弱，脾胃娇嫩，运化功能尚未完善，加上父母喂养不当，脾胃寒热失调等原因，可致运化失常、清浊不分而出现腹泻的情况。它以大便次数增多，便质稀薄，甚者便泻如水为主症。对于幼儿腹泻，艾灸可以起到一定的治疗作用。

艾灸是中医学宝库中的重要组成部分，在中华大地上已流传达数千年之久，代代相传，迄今不息。艾灸人体能加强脏腑功能，促进新陈代谢，增强人体的免疫力。

艾灸主要有三种方法：悬灸，就是施灸者手持艾条悬于穴位之

上，以灸至皮肤温热红晕，而又不致烧伤皮肤为度；间接灸，指在艾柱和皮肤之间衬垫隔物施灸的方法；直接灸，就是直接把艾柱放在穴位上，分为化脓灸和非化脓灸。

幼儿腹泻，艾灸常用的四个穴位

患儿取仰卧位将肚腹部、膝盖部暴露，用笔在中脘穴、神阙穴、天枢穴、足三里处做记号，安慰好幼儿的情绪。然后右手持艾条，点燃端对准提前选好的穴位处，施以温和灸，以局部温热为度。施灸者可将食、中两指置于施灸部位两侧，这样可以通过手指来测知患儿局部受热程度，以便随时调节施灸距离，掌握施灸时间，防止烫伤。

注意，施灸顺序是先上后下，先左后右，每穴灸10～15分钟。每日一次，连续施灸5天。各穴的取穴及功效如下。

（1）中脘穴。位于人体上腹部，前正中线上，脐中上4寸。本穴可治疗消化系统疾病，如腹胀、腹泻、腹痛、腹鸣、吞酸、呕吐、便秘、黄疸等。

（2）神阙穴。位于脐中央。神阙穴是所有神气通行的门户，又是防止受凉腹泻的开关，常揉按肚脐周围可避免受凉而导致的腹泻。

（3）天枢穴。脐中旁开2寸。天枢穴以治疗肠胃疾病为主，属于足阳明胃经，是手阳明大肠经的募穴。

（4）足三里。在小腿前外侧，犊鼻下3寸，距胫骨前缘一横指。足三里是胃经的重要穴位，除了可调理脾胃、补中益气之外，还可以提高人体免疫力，增强人体的正气，最适合脾胃虚弱的幼儿选用。

幼儿出现腹泻后，两种情况必须看医生

腹泻很容易引起幼儿脱水，因此幼儿腹泻时，建议喝一些富含电解质的水。尤其要注意的是，幼儿腹泻后如果出现这两种情况必须看医生：第一，病情非常严重，如高热、精神状况非常差、呕吐严重等；第二，出现了较严重的脱水症状，如孩子已经连续4个小时没有排尿，口腔黏膜比较干燥，哭的时候没有眼泪等。这些都是脱水的早期表现。遇到这些情况，必须及时带孩子到医院进行补液治疗，否则有可能使病情加重。

预防幼儿腹泻的小妙招

幼儿体质较弱，一不注意就很容易导致肠胃问题，因此在日常生活中注意预防是应对幼儿腹泻的好方法。

（1）提倡母乳喂养。如果不得不进行人工喂养，要注意适当稀释奶粉并消毒食具，最好每日煮沸或蒸汽消毒1次。

（2）喂养要定时、定量。按时逐步增添辅食，不宜过早、过多添加淀粉类或脂肪类食物，也不宜突然改变食物的品种。

（3）注意气候的变化。要及时给幼儿增减衣服，避免腹部着凉。同时加强体格锻炼，预防感冒、肺炎等疾病。

（4）避免长期滥用抗生素。

养生小贴士

　　艾灸的注意事项和禁忌：饭后1小时后才可以艾灸；热性体质人群、女性月经期间不可艾灸；艾灸时不能吹风，因此艾灸前要关好门窗，艾灸后半小时内不要用冷水洗手或洗澡；幼儿的囟门不宜直接艾灸。

四个特效穴，有效缓解过敏性鼻炎

▼
▼

> 肺开窍于鼻。
>
> **注释：** 鼻子是呼吸系统的大门，与肺相通。
>
> ——————————————————————《素问》

过敏性鼻炎是最常见的一种鼻炎类型，是人体吸入外界过敏性抗原而引起的变态反应在鼻部的表现，因此又称变态反应性鼻炎，分常年性和季节性。过敏性鼻炎起病原因复杂，与很多因素有关，如内分泌失调、神经精神因素、抗原抗体反应以及遗传因素等。

过敏性鼻炎症状主要表现为鼻塞、打喷嚏、鼻痒、流清水样鼻涕、嗅觉减退。这些症状尤其在清晨和季节变换期间更明显，而且反复迁延难愈。下面介绍有效缓解过敏性鼻炎的四个特效穴及其疗法。

迎香穴

取穴：迎香穴具有宣肺解表、疏散风邪、通利鼻窍的作用，按压此穴可治疗过敏性鼻炎、急慢性鼻炎、鼻息肉等，缓解鼻痒、喷嚏、流清涕、鼻塞等病证。

按摩方法：可沿鼻唇沟来回擦动，直至感觉局部发热。然后用手指按在迎香穴上揉动，有明显的酸、麻、胀、痛感觉则可，保持数秒后可放松轻柔。如此反复操作，每次按压3～5分钟。

肺俞、脾俞、肾俞

取穴：肺俞，位于背部，第3胸椎棘突下，旁开1.5寸；脾俞，位于背部，第11胸椎棘突下，旁开1.5寸；肾俞，位于腰部，第2腰椎棘突下，旁开1.5寸。

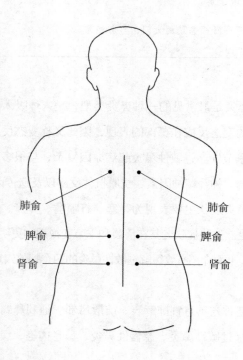

按摩方法：患者取俯卧位，按摩者以双手中指端、食指端按揉肺俞、脾俞、肾俞，并用对称力捏挤肺俞、脾俞、肾俞穴，按揉100～300次，捏挤10～15次，最后用两手大拇指腹自肺俞穴沿肩胛骨后缘向下分推，分推30～50次，以增强对穴位的刺激效果。按揉这些穴位可以疏通肺气，祛除体表的寒气，从而缓解由过敏性鼻炎引起的各种症状。

另外，睡觉前也可搓足底，按揉涌泉穴。方法：端坐，用手掌来回搓摩足底部10次，要满面搓，以感觉发烫、发热为宜，搓完后，再用大拇指指肚按揉涌泉穴10下，以感觉酸痛为度，两脚互换。

辨别感冒和过敏性鼻炎

有时候感冒和过敏性鼻炎很难区分，这主要是因为二者的症状较相似，具体可以从以下几个方面来辨别。

（1）打喷嚏。感冒会打喷嚏，但次数并不多。而过敏性鼻炎的症状之一就是连续打喷嚏，有的人甚至会一天打30个以上的喷嚏。

（2）流清鼻涕。流清鼻涕一般会出现在感冒初期，流量并不会很多。而过敏性鼻炎恰恰相反，伴随着打喷嚏的同时，大量的鼻涕会倾泻而下。

（3）鼻痒。感冒时，鼻子最主要的症状不是痒，而是长时间的鼻塞。不过，如果你患上了过敏性鼻炎，鼻腔与咽喉部位就会非常痒。

（4）其他症状。感冒是由于病毒或细菌导致的呼吸道感染，因此在感冒的同时，一定还会并发一些全身症状，如全身无力、肌肉酸痛等。

养生小贴士

过敏性鼻炎患者日常保健应注意以下几点：避开过敏源，如春夏或初秋时的花粉，家中的尘螨、毛毯或动物皮屑等。平时少食用冰凉食品或较寒性食物。寒冷天气时，早晨起床后，可用手按摩迎香穴至发热，再喝杯温开水，外出时戴口罩、帽子、围巾，做好防寒保暖。多参加体育锻炼，以增强自身免疫力。

太冲和膻中穴是乳腺疾病的克星

▼
▼

> 肝者，罢极之本，魂之居也；其华在爪，其充在筋，以生血气，其味酸，其色苍，此为阳中之少阳，通于春气。
>
> **注释：**肝，是罢极之本，为魄所居之处；其荣华表现在爪甲，其充养的组织在筋，可以生养血气，其味酸，其色苍青，为阳中之少阳，与春气相通。

———————————————————— 《素问》

乳腺疾病是一种常见、多发病，是危害女性身心健康的主要疾病，分为乳腺炎、乳腺增生、乳腺纤维瘤、乳腺囊肿、乳腺癌五大类，如果不及时治疗或治疗不当，就有可能发生严重的病变甚至危及生命。

从中医的角度来看，乳腺疾病主要是由肝经不畅引起的。肝主情志，喜条达，恶抑郁。所以，爱生闷气的女性容易肝气郁滞。乳房是肝经必经之路，如果肝气郁结，就会导致体内气血不畅，形成瘀滞并积聚在乳房，轻则引起疼痛，长期积累可形成肿块，引发乳腺炎等乳腺疾病。因此，疏肝解郁、消肿通瘀应为治疗的根本。

下面主要介绍一下通过按摩太冲穴和膻中穴治疗乳腺炎的经络疗法。

太冲穴，位于足背侧，第一、二跖骨结合部之前凹陷处，有调理气血、平肝熄风的功效。膻中穴，位于身体前正中线之任脉，两乳头连线的中点，能理气、活血、通络，能有效治疗各种"气"病。

坚持每天下午3～5点按揉太冲穴和膻中穴各3～5分钟，然后捏拿乳房，用右手五指着力，抓起患侧乳房，一抓一松进行揉捏，反复10～15次，重点放在有硬块的地方，坚持下去就能使肿块变得柔软。

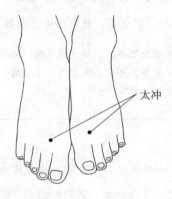

太冲

养生小贴士

中医认为"酸味入肝"。肝火旺盛的女性朋友不妨在办公室里放一些梅子，每天吃几个，不仅能爽口，还可以滋养肝脏，帮助消化，更重要的是酸入肝能平肝、疏肝，让郁闷的肝气及时得以舒缓。也可以在你的水杯中放几枚玫瑰花，既赏心悦目，又疏肝解郁。

揉揉按按，祛除湿邪

> 诸湿肿满，皆属于脾。
>
> **注释**：凡是湿病而发生的浮肿、胀满等病症，大多与人的脾有关。
>
> —— 《素问》

湿邪是很多人健康的一大克星，是绝大多数疑难杂症和慢性病的源头或帮凶。只要湿邪减少了，很多疾病就会失去温床，远离我们。所以除湿是保持五脏六腑高效运行、远离疾病的根本。

下面介绍几种穴位按摩，可有效祛除身体内的湿邪。

按摩阴陵泉穴

取穴：阴陵泉穴位于小腿内侧，在胫骨内侧髁后下方凹陷处，处于胫骨后缘和腓肠肌之间，比目鱼肌起点上。

功效：适当刺激阴陵泉穴，可以起到清利湿热、健脾理气、通经活络的作用，还可辅助缓解腹胀、腹泻、水肿、膝痛等。

按摩方法：以点按为主，每次按摩100～160下，每日早晚各1次，也可用艾柱熏灸此处3～5分钟。

按摩大椎穴

取穴：颈后正中，位于颈部和背部交接处突出的骨头，即第七颈椎棘突的下缘。取穴时活动颈部，不动的骨节上方即是。

功效：大椎穴受湿气入侵，易造成肩颈病症，如肩膀、颈椎酸痛不适等。刺激该穴位可避免风寒湿邪的侵袭，提高免疫力。

按摩方法：低头，双手十指交叉放到大椎穴的部位，用双手大拇指同时用力来回揉擦大椎穴，直至大椎穴发热。

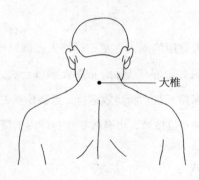

大椎

按摩承山穴

取穴：位于人体的小腿后面正中，委中与昆仑穴之间。

功效：足太阳膀胱经主人体一身的阳气，而承山穴就在足太阳膀胱经上，点按承山穴可以振奋人体阳气，起到解除湿邪、振奋精神、缓解疲劳的作用。是最有效的祛除人体湿气的穴位。

按摩方法：用拇指用力点按承山穴，坚持按住不放松，至肌肉痉挛缓解即可。

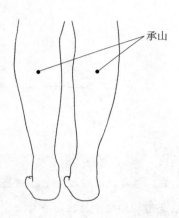

按摩丰隆穴

取穴：属于足阳明胃经，位于小腿前外侧，也就是在外脚踝肩部上面大约8寸的位置。

功效：它既是胃经的络穴，又联络脾经，对脾胃两大脏腑都有很好的调理作用，是除湿祛痰的要穴。按摩此穴位能够起到健脾化湿的作用。

按摩方法：取坐姿，一条腿叠放到另一条腿的膝盖上，用手从外侧握住小腿，中指指尖放到丰隆穴上，力度适中进行按摩。

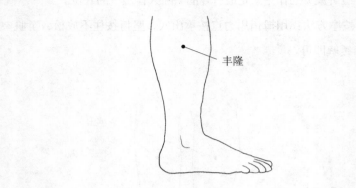

丰隆

　　在睡觉前，也可以通过捏脊的手法将体内的湿邪"赶"出去。方法是用我们的手指捏起脊背上面的皮肉，用力往上提，从尾椎一直到颈椎。需要注意的是，患有高血压的女性，要从上往下捏。

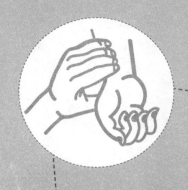

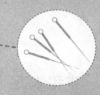

第四章
辨识体质，因人摄生以防未病

　　不良体质是发病的内因。体质决定着人体对某些致病因素的易感性。人的体质不是固定不变的，外界环境、发育条件和生活条件的影响都可能使体质发生改变。因此，不良体质的人可以通过改变周围环境、改善生活习惯、加强体育锻炼等积极的养生方法来提高自身抵御疾病的能力。

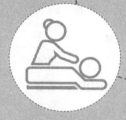

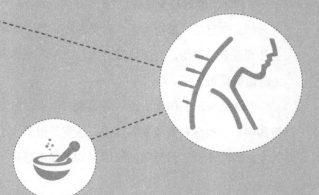

平和体质：养生遵循中庸之道

平人者，不病也。

注释：平和体质是正常、健康的体质。

《素问》

平和体质是一种健康、平和的状态，主要特征表现为体态适中，面色红润，精力充沛，脏腑功能好，强健壮实，性情平和等。平和体质者一般先天禀赋良好，但是仍然需要注意后天调养，因为年龄越大，越难维持平和体质。

平和体质的人较少患病。"正气存内，邪不可干。"这种体质的人大都正气充足，抵抗力强，耐受寒热干湿，环境适应力强，不易受外邪侵袭。但是，身强体健之人往往不注意自身的保护，反而因为疏忽而受伤患病。

也就是说，平和体质虽然是健康的体质，但是后天若不注意维持和调养，也会转变成偏颇体质，这就是很多人小时候身体不错，长大之后却变得"易感"的原因。如果你本身是平和体质，应当规范后天的生活习惯，维持平和状态；如果你是偏颇体质者，应当纠正后天的生活习惯，改善偏颇体质。

那么，怎么做才能维持平和体质呢？平和体质者养生宜采取"中庸之道"，主要从以下四个方面进行调养。

均衡饮食

食物选择要均衡，遵循《素问》中所提倡的"五谷为养，五果为助，五畜为益，五菜为充，气味合而服之，以补精益气"这个配膳原则来合理地选择食物。注意主食与副食相搭配，品种多样化，粮食、肉蛋、豆制品、蔬菜水果等，都要合理选择，以保证机体摄入均衡、充足的营养。

适量运动

每天做半小时的有氧运动，能促进周身气血的运行。比如打太极拳就是很符合"中庸"的养生之法，能养气、通经，平衡阴阳，协调五脏，加强体质，促进机体阴阳平和。

心理平衡

心理平衡是健康长寿的基石，对现代人来说，谁能保持心理平衡，谁就可以健康、长寿。而养心是调节心理平衡的重要方法。《素问》中就强调过心理调节对于强身延寿的重要性："恬惔虚无，真气从之，精神内守，病安从来？"意思是人要保持心情安闲，排除杂念妄想，以使真气顺畅，精神守持于内，这样，疾病就无从发生了。

养心先以静为主。人们常说"心宽心静百病消"，可见情绪对一个人健康的重要性。只有心静下来，气才能通顺，气通顺，人才得强健，人强健，百病才不会内忧。比如听听音乐，或练瑜伽、冥想等，都可以达到养心的效果。

需要我们注意的是，凡事不能闷在心里，一定要找到一种发泄的方法，痛痛快快地哭一场或者向别人倾诉、出去旅游、购物等都可行。另外，要懂得包容别人，心胸宽阔，遇事不斤斤计较，不过分思虑，心态自然能平和下来，达到养心的目的。

调养气血，敲打胃经有奇效

胃经是足阳明胃经的简称，共有45个穴位，分布在人体的头、胸、腹、下肢等重要部位，掌管人体的呼吸、血液循环、食物消化等系统。经常敲打胃经，能够抑制人体亢奋的食欲，保证脾胃的强健。

方法是沿着胃经的循行路线一直敲打至面部，双手微张，之后用十根手指的指腹轻轻叩击，敲打颈部的时候改成用手掌轻拍，拍到大腿的时候，由于肌肉较多，可转成捶打。

养生小贴士

平和体质者养生还要注意保持充足的睡眠。俗话说："药补不如食补，食补不如觉补。"人应该顺应自然规律，"日出而作，日落而息"，对健康才是有益的。

气虚体质：养生重在补养元气，避风邪

▼
▼
▼

> 气甚则物壮，气弱则物衰。
>
> **注释：** 有生命力的事物，气充足则机体壮盛，气虚则机体衰弱。

——《素问》

古人云："人有三宝，曰精、曰气、曰神。"精、气、神是生命的三个要素，是维持人体生命活动必要的元素和物质基础，三者相互滋生、相互助长。其中，人体的生命起源是"精"，维持生命的动力是"气"，而生命的体现就是"神"的活动。可见，气对人体健康的重要性。

通常人体的气有四种：第一种叫元气，也叫真气，来源于肾脏，从父母处继承，是生命的原发性的"气"；第二种叫宗气，是呼吸之气；第三种叫营气，是血脉中的营养物质，对人体能起到滋养的作用；第四种叫卫气，运行在体表，能够保护人体、抵御外邪。

那么，什么是气虚体质呢？又会有哪些表现呢？

气虚体质是指当人体脏腑功能失调，气的化生不足时所出现的一种气虚表现。常表现为语声低微，形体消瘦或偏胖，面色苍白，气短懒言，精神不振，体倦乏力，常自汗出，动则尤甚，舌淡红，舌边有齿痕，苔白，脉虚弱。因各种病因而发病，因心肺脾肾气虚部位不同而并见不同的症状。发病倾向：易患感冒、内脏下垂，平素抵抗力弱，病后康复缓慢。

气虚的种类

前面我们讲了气有四种，分属于不同的脏腑。因此，我们可以将气虚分为以下四种。

（1）肺气虚表现为呼吸急促、少气懒言，而且会出现咳嗽、咯痰等症状。

（2）心气虚表现为气短、心悸、精神低迷、软弱无力、心神不宁等。

（3）脾胃虚表现为面色多萎黄，一脸的疲惫，四肢倦怠、食欲下降、脘腹胀闷，而且还会出现消化不良等症状。

（4）肾气虚表现为面黑、头晕目眩、耳鸣耳聋、腰膝酸软、尿意频繁等症状。

气虚体质的食物调养和中药调养

肾为元气之根，脾为生气之源，所以，气虚者补气重在补脾益肾。改变气虚体质的方法有很多，不过最根本、最直接的还是通过饮食来调节。气虚体质者宜食用性平味甘或甘温的食物，不宜食生冷苦寒、辛辣燥热的食物，也不宜食用过于滋腻、难消化的食品，以免产生"虚不受补"的现象。烹饪的时候宜久炖，熟透后才能固护脾胃之气。通常有利于补气的食物和中药有以下几种。

（1）进补的食物。大枣、糯米、扁豆、豇豆、蜂蜜、鸡肉、牛肉、兔肉、猪肚、鳝鱼、樱桃、葡萄、花生、红薯、香菇等。

（2）调养的中药。人参、太子参、党参、西洋参、黄芪、山药、甘草、白术、灵芝等。其中，比较安全有效的中药汤当选四君子汤，由人参、白术、茯苓、甘草四味药组成。

需要注意的是，感冒或身体有发炎等症状时，切忌进补。身体受凉、感染风寒，要将病邪祛除，进补反而会将寒气闷在体内，甚则引起其他病变。

补气常按三大穴有奇效

补气除了药膳之外，常按以下三个穴位也有较好的疗效。

（1）涌泉穴。位于足前部凹陷处，第2、第3趾缝纹头端与足跟连线的前1/3与后2/3交点上。睡觉前，先用左手掌搓右足足底108次，以足底发热为佳。搓完之后，再用大拇指指腹点按涌泉穴49下，感到酸痛就可停止，然后换右手，方法相同。

（2）命门穴。位于后正中线上，第2腰椎棘突下凹陷处，取穴时采用俯卧的姿势，指压时有强烈的压痛感。按摩方法是用手掌擦命门穴及两肾，以感觉发热发烫为度，然后将两掌搓热捂住两肾。每次按摩10分钟即可。

（3）足三里穴。位于腿膝盖骨外侧下方凹陷往下约4指宽处。操作方法为，盘腿坐，上面是脾经，下面是胃经，双手拇指在上，其余四指在下，从大腿根部一直向下按压，同时刺激脾胃二经。

另外，气虚体质者对温度的敏感度较高，稍微感到点寒意就会手脚冰凉，到了换季的时候隔三岔五伤风感冒。因此，气虚体质者平时一定要注意避寒保暖。

养生小贴士

气虚体质者的气血本身不足，此时不要过度进行体力劳动和脑力劳动，一定要劳逸结合，不管是劳动还是运动都要适度，能疏通气血、增强体质，增强机体抗病能力。同时还需要适度休息，缓解身心疲劳，保持生命活力。

阳虚体质：养生重在固本培阳，注重保暖

> 阳虚则外寒。
>
> 注释：阳虚体质的人，机体功能减退，代谢产生的热量不足，所以不能温煦肌肉以抵抗外来寒邪的侵袭，因此，阳虚的人非常怕冷。
>
> ——《素问》

阳气是人体物质代谢和生理功能的原动力，是人体生殖、生长、发育、衰老和死亡的决定因素。阳气不足就会出现生理活动减弱和衰退，所以养生必先养阳气。那么，什么是阳虚体质呢？

阳虚体质是当人体脏腑功能失调时易出现的体内阳气不足、阳虚畏寒的病理现象，常表现为面色苍白、气息微弱、体倦嗜卧、畏寒肢冷、全身无力或有肢体浮肿，舌胖且有齿痕，苔淡白，脉沉微无力，多因先天禀赋不足、加之寒邪外侵或过食寒凉之品、忧思过极、房事不节、久病之后而发病。但阳气不足在五脏中出现，症状还是有所不同的。

（1）心阳不足者血运差。表现为胸闷气短、胸部发凉、胸痛、

手足寒凉、唇舌青瘀等症状。

（2）肾阳不足者易患泌尿系统疾病。表现为肾气化滤水功能失常，导致小便频，小便排不出，生殖功能异常等。

（3）肺阳虚者易感冒。表现为气短乏力、夜间咳嗽、气喘等症状，且容易悲观失望。

（4）脾阳虚者消化功能较差。表现为食欲不振、消化不良、易腹泻、腹胀，且比常人易肥胖。

阳虚体质的生活调养

阳虚体质者养生的主要原则是固本培阳，注重保暖。具体要从以下几个方面做起。

1. 作息要规律

要做到规律作息，早睡早起，即使是节假日也不能赖床不起或是睡"回笼觉"，尽量不要加班熬夜、逛夜店，或者晚上聚会等。

2. 进行适量的运动

适量的运动，可以提高人体的生理功能和免疫功能，帮助人体把热量输送到身体的各个部分。所以说，适当的运动是养护阳气最有效的方法，慢跑、散步、做操、打球等项目都是不错的选择。

3. 多食温热食物

阳虚体质的人脾胃较弱，稍有不调就会容易腹痛、腹泻等。因此，饮食调养应以温胃健脾为主，微热食物可以祛寒气，清淡食物可以护脾胃。脾胃消化好，营养得到吸收，身体能量才能充足。

牛羊肉有养阳的作用；豆类、香菇、大枣、黑木耳等，富含维生素C的新鲜果蔬，碘含量丰富的海带、鱼虾、海蜇等都有温宫祛寒、行气理血的作用。此外，核桃、栗子、大葱、茴香等均能养阳。

4. 注重保暖

生活中，阳虚体质的人要注意穿衣保暖，饮食不吃寒凉，临睡用热水泡脚，熏蒸身体等都可以使身体处在暖和的状态中。还可以通过艾灸、推拿、按摩等方法为身体注入能量，使外邪不敢入侵。

阳虚体质的穴位按摩法

除了注意生活起居和饮食调理外，我们还可以采用中医的疗法来温补阳气，比如按摩以下三个穴位就有很好的温补阳气的功效。

1. 肩井穴

取穴：此穴位于大椎穴与肩峰连线的中点，即肩部最高处。

按摩方法：左手食指压在中指上，按揉右侧肩井穴5分钟，再以右手按揉左侧肩井穴5分钟，力量要均匀，以穴位局部出现酸胀感为佳。每日早晚各一次。

2. 腰眼穴

取穴：此穴位于第4腰椎棘突下，旁开约3.5寸凹陷中。

按摩方法：揉腰，两手握拳，用拇指、掌指关节紧按腰眼，做旋转用力按揉30～50次，以腰酸胀为宜；擦腰，两手掌根紧按腰部，用力上下擦动，动作要快速有力直到发热为止；点揉，双手后背，以中指指腹着力，点按在脊柱的棘突，其余手指着力于中指上下，以辅助点揉发力。双手要尽量后背、上够，凡是手能够及的棘突和棘突下凹陷中的穴位，均应逐一点揉，直至阳关穴下，反复30

次左右。

3. 关元穴

取穴：此穴位于脐下3寸处，有培元固本、补益下焦之功，凡元气亏损，均可使用。

按摩方法：以关元穴为中心，左手掌逆时针按摩5分钟；右手掌顺时针按摩5分钟；双手交叉重叠置于关元穴上，稍加压力，然后交叉之手快速地、小幅度地上下推动。注意不可以过度用力，按揉时只要局部有酸胀感即可。

养生小贴士

《黄帝内经》中讲"肝气虚则恐""心气虚则悲"。五脏功能状况影响情志，反之，情志对身体健康也会有影响。阳虚体质的人常情绪不佳，容易悲哀忧郁。因此，阳虚体质者应在阳光明媚、气候温暖之时多听一些激扬、豪迈的音乐，调理情志，使阳气通达全身。

阴虚体质：养生重在滋阴降火，调补肝肾

> 阴虚则内热。
>
> **注释：** 阴虚，是机体精血或津液亏损的病理现象。阴液亏损，则人体得不到滋养，神气不能安守，阳气亢盛于外，人感觉燥热。

—— 《素问》

阴虚是一种非平衡的状态，这里的阴指体液，包括血液、唾液、泪液、精液、内分泌、油脂分泌等。

阴虚体质是指当脏腑功能失调时，出现体内阴液不足，阴虚生内热的病理现象。常表现为形体消瘦，两颧潮红，手足心热，潮热盗汗，心烦易怒，口干，头发、皮肤干枯，舌干红、少苔，耐冷不耐热，睡眠较短等。

阴虚的人容易产生虚火，如果只是单单地泻火，则容易耗伤元气，导致其他疾病产生。另外，五脏之中，肝藏血，肾藏精，因此，阴虚体质者的养生关键在于滋阴降火、调补肝肾。

饮食调养

阴虚体质者，宜吃一些清补类食物，或吃甘凉滋润、生津养阴的食物，或是吃新鲜蔬菜、水果，或纤维素及维生素含量较高的食物以及吃含丰富优质蛋白质的食物，如糯米、绿豆、藕、马兰头、大白菜、黑木耳、银耳、豆腐、甘蔗、梨等。这些食物大多味甘性凉，有滋补机体阴气的功效。另外，还宜吃黑芝麻、栗子、山药、枸杞子等调肝补肾的食物。

同时，也要注意饮食中的禁忌，如忌吃辛辣刺激性食物，火锅最好少吃，鸡肉也不要多吃，忌吃温热香燥的食物，忌吃煎炸爆炒的食物，忌吃性热上火的食物，忌吃脂肪、碳水化合物含量过高的食物等。

运动调养

中医认为，静能安神，静能生阴，因此，阴虚体质的人适合做中小强度的锻炼，其运动锻炼应重点调养肝肾的功能，例如经常打太极拳。阴虚体质的人多消瘦，容易上火，皮肤干燥等，可选择游泳，能够滋润皮肤，减少皮肤瘙痒，但不宜蒸桑拿。阴虚体质者阳气偏亢，应尽量避免大强度、大运动量的锻炼形式。平时可以做做以下健身操，能起到活动腰膝、强腰益肾的作用。

健身操做法：端坐，两腿自然下垂，先缓缓左右转动身体3～5次；然后，两脚向前摆动十余次，可根据个人体力，酌情增减。注意，做动作时要全身放松，动作要自然、缓和，转动身体时，躯干要保持正直，不宜俯仰。

保证夜间睡眠的质量

阴虚体质的人一般会有睡眠质量差的情况，这主要是因为阴虚导致他们的机体在晚上处于亢奋的状态，而这种状态其实是人体阴气和阳气透支的表现。缺乏睡眠会使人们适应环境的能力降低，而睡眠质量的降低也容易使机体衰老，因此，阴虚体质的人想要调养，首先要保证夜间睡眠的质量。

保证好的睡眠质量，就一定不要熬夜。熬夜会消耗过多的气血，导致人体阴虚的严重。睡觉前一个小时不要大量饮水。晚上，肠胃也需要休息，饮用大量的水会给肠胃带来负担，消耗气血。阴虚的人在晚上睡觉前两个小时内最好停止进食，防止气血的消耗。

养生小贴士

常按太冲穴，缓解心烦效果好。太冲穴位于脚背上大脚趾和第二趾结合的地方向后，在脚背最高点前的凹陷处。每晚临睡前花10分钟来按摩，以明显的酸、麻、胀、痛的感觉为准。尤其对于压力大而时常感到心烦意乱、想发火的人来说，更是一剂常备的清肝泻火"药"。

湿热体质：养生重在护养肝胆，祛湿清热

因于湿，首如裹，湿热不攘，大筋软短，小筋驰长，软短为拘，驰长为痿。

注释： 因为湿邪伤害身体，头部像有物蒙裹一样沉重，若湿热相兼而不得排除，则伤害大小诸筋，而出现短缩或弛纵，短缩的造成拘挛，弛纵的造成痿弱。

—— 《素问》

所谓湿，即通常所说的水湿，它有外湿和内湿的区分。外湿是由于气候潮湿、涉水淋雨或居室潮湿，使外来水湿入侵人体而引起；内湿是一种病理产物，常与消化功能有关。所谓热，则是一种热象。中医认为，湿热就是湿邪与热邪相互结合的一种病症。

湿热体质者常表现为：面垢油光，多有痤疮粉刺，常感口干口苦，眼睛红赤、心烦懈怠、身重困倦、小便赤短、大便燥结或黏滞，男性多有阴囊潮湿，女性常有带下增多，性情急躁，容易发怒，不能耐受湿热环境等。

想要摆脱湿热体质，首先要了解自己究竟是湿重还是热重。湿重则应当以化湿为主，可以通过艾灸来化人体内的湿邪。中医认为，艾灸能开郁、祛湿、补阳，能通过补充人体的阳气来调理体质，阳气进入人体之后，会将湿邪、热邪全部驱除出体外。进行艾灸时，皮肤上有水汽出现，其实这就是湿气外排的表现。热重则应当清热，同样可以用艾灸来"泻"之。

总之，湿热体质的人养生的主要原则是护养肝胆、祛湿清热。具体可以从以下几个方面来进行。

饮食调养

对湿热体质者来说，合理的饮食十分重要，因为合理饮食能够避免湿热的加重。湿热体质要想改变湿热内蕴的体质状态，宜吃清凉泻火、化湿利水的食物，如薏苡仁、带心莲子、赤小豆、蚕豆、绿豆、绿豆芽、鲫鱼、海带、紫菜、苦瓜、香菜、山药、莲藕、野菜等。

其中，薏苡仁是一种良好的药材，也是一种常见的食物。有一句民谣："薏苡仁胜过灵芝草，药用营养价值高；常吃可以延年益寿，返老还童立功劳。"可见薏苡仁的好处。薏苡仁与红豆是清热利湿的最好搭档，可以用这两种食物煮粥，对于湿热体质者有很好的作用。

此外，湿热体质者应少吃甜腻、辛辣的食物，远离烟酒等。

中药调养

祛湿解毒的中药有百里香、迷迭香、茴香、佩兰、藿香、苍术、黄芩、白豆蔻、车前子、泽泻、山栀子、连翘、板蓝根、大青叶、竹叶、金银花、芦根等。湿热体质的人可以在医师的指导下，采用药膳的方法进行调理。

需要提醒大家的是，祛除湿热的中药一般来说都不是很平和，所以，不能长久服用。

以热除热养生法

到了夏季，空气温度通常接近或越过人体温度，人体需要通过排汗的方式来散热。天气炎热时，很多人为了尽快降低体温，用冷毛巾擦身体，其实这种方法是有损健康的。因为冷毛巾会导致毛孔收缩，不利于体内的热气散发。

如果想要快速降低体温，可以冲个热水澡，让人体的毛细血管持续扩张，这样更有利于体内汗液的排除。这种以热除热的方法非常适用于夏季，是一种很好的养生方法。同样，也可以选择用热水泡脚、常喝热茶等方法。

养生小贴士

当体内的湿热之毒积聚过多时，通过大小便、出汗也排不完时，那么湿热之毒就会表现在脸上，讨人厌的痘痘就出现了。因此，这里我们介绍一种行之有效的祛除痘痘的方法：平衡火罐法。具体方法是用火罐在我们的背上脊柱两边，从上到下依次进行拔罐，每天10分钟，直至出现黑印为止，连拔7天作为一个疗程。

血瘀体质：养生重在活血散瘀，保健按摩

> 气血者，喜温而恶寒，寒则泣（涩）而不行，温则消而去之。
>
> 注释：人体的气血，喜好温热的环境而不喜欢寒冷的环境，寒冷时血液凝滞不通，瘀阻于内，温热的环境中瘀血可以消融而得到祛除。

——《素问》

　　血瘀体质是指人体脏腑功能失调时易发生血液运行不畅或内出血无法消散而成瘀血内阻的病理现象。通常在气候寒冷、情绪不调等情况下容易出现血脉瘀滞不畅或阻塞不通的现象，即瘀血。瘀塞于哪个部位，哪个部位就发暗、发青、疼痛、干燥瘙痒、肿物包块，同时这个部位的功能也会受到影响。

　　血瘀体质者常表现为：头发容易脱落；嘴唇颜色深，尤以唇缘为明显；舌质青紫，或点点紫色，症状轻的人时有时无，重者常有，并且不褪不散；眼眶暗黑，上下眼睑也呈紫黑色；皮肤灰暗没有光泽，肤质粗糙，有皮屑，干燥，甚者如鱼鳞；头、胸、腹、

背、腰、四肢等部位有固定的疼痛，时时发作；常有胃脘部饱胀难消，按该部位时有不适感；妇女常有痛经、闭经现象等。

血瘀体质易生瘀血，这主要是血液在经脉里流通不畅或溢出脉外而最后形成的病理产物。如果不注意改善血瘀体质，就会产生疾病。因此，血瘀体质者养生的主要原则是活血化瘀。具体可以从以下几个方面进行调养。

饮食调养

温性活血的食物有韭菜、洋葱、大蒜、桂皮、生姜等。但是如果吃后出现眼屎增多、眼睛模糊等现象，就说明吃得太多，或不合时宜（晚上或者春夏多吃了），应该减少食用量。还可以少量地饮用红葡萄酒、糯米甜酒，既可活血化瘀，又对肝脏构不成严重影响，尤其适合女性。

凉性活血的食物有生藕、黑木耳、竹笋、紫皮茄子、芸薹菜、魔芋等。但是，由于血脉有喜温恶寒的特点，因此，这些食物不宜大量吃，需要配些温性食物一起吃。

这里，需要注意的一点是，凉性食物不等于生冷寒凉的食物，这些食物只会将血液变成"冰块"，或加重血液瘀堵。

中药调养

明代李时珍《本草纲目》中记载，田七"味微甘而苦，颇似人参之味"，有"金不换"之称。田七生用有止血强心、散瘀生津、消肿定痛的显著功能，熟用有活血、补血、强壮补虚的功效。清朝的药学著作《本草纲目拾遗》中则讲道："人参补气第一，三七补血第一，味同而功亦等，故称人参三七，为中药中之最珍贵者。"三七就是田七，它是调理血瘀体质的上佳中药，可以通过药膳的形式进行滋补。

不过，需要注意的是，田七的活血化瘀功能虽然好，但并不是适用于任何人。田七的药性偏热，适合寒性瘀血的人，不适合有湿热的人，也可以与清凉润泽的中药搭配，以免上火。

运动调养

血瘀体质的人经络气血运行不畅，可通过运动使全身经络、气血通畅，五脏六腑调和。同时，血瘀体质的人一般心血管功能较弱，所以不宜进行高强度、高负荷的体育锻炼，而应进行中小负荷的锻炼。

瑜伽是最适合血瘀体质者做的运动之一。在选择瑜伽时应当多做有益于调节心脏血流运动的动态练习，而不是静态练习。适度地变换动作，有助于使身体各个部位兴奋起来，有助气血运行。

养生小贴士

常按三阴交穴，可帮助疏通瘀阻、补气补血、缓解痛经、改善血瘀体质，让整个人精神起来。三阴交穴位于小腿内侧，足内踝上缘3寸，在踝尖正上方胫骨边缘凹陷处。具体方法是每天晚上九点左右三焦经当令时按揉左右腿上的三阴交穴各20分钟。

气郁体质：养生重在调理气血，减压解闷

▼
▼
▼

> 百病生于气也。
>
> **注释**：百病的产生都和气不能正常运行有关。

——《素问》

有些人在失意时不善于自我调节，终日愁眉不展，逐渐地变得郁郁寡欢，最终导致气郁体质的形成。这样的人在生活中并不少见，之所以愁，关键是"气"在作祟。中医认为，人体"气"的运行主要靠肝的调节，气郁主要表现在肝经所经过的部位气机不畅，所以又叫作"肝气郁结"。

气郁体质的人常表现为：形体消瘦或偏胖，面色苍暗或萎黄；平时性情急躁易怒，易于激动，或忧郁寡欢，胸闷不舒；舌淡红，苔白，脉弦；一旦生病则胸胁胀痛或窜痛；有时乳房及小腹胀痛，月经不调，痛经；咽中梗阻，如有异物；或颈项瘿瘤；胃脘胀痛，泛吐酸水；腹痛肠鸣，大便泄利不爽；体内之气逆行，头痛眩晕等。

气郁体质的人多因为性格内向而缺乏与外界的沟通，于是情志不达时精神便处于抑郁状态，因此，气郁体质的人的养生除了行气之外，最主要的是进行精神调养。可从以下几个方面入手。

精神调养

气郁体质最主要的原因就是心情不好导致的，因而调节情绪就成了首要的任务，通常可以采用以下方式来化解忧郁的情绪。

（1）丰富自己的业余爱好。气郁体质的人可以培养自己丰富的业余爱好，比如跳舞、唱歌或是其他集体活动、娱乐活动等。如果实在不愿出门，也可以在家选择自己喜欢的电视节目，或做瑜伽、健身，或者看搞笑、诙谐的书籍等。总之，一定要使自己保持愉快的心情。

（2）多交些性格开朗的朋友。如果你身边的朋友和自己一样，整天郁郁寡欢，那么即使你有好心情，也会变得抑郁。相反，如果你身边的朋友多是性格开朗的人，那么你会在对方的感染下，变得开朗起来。

（3）多听轻快的音乐。多听轻快、明朗、激越的音乐，不听或少听哀婉、悲伤的音乐或歌曲，以避免对情志的刺激。

此外，气郁体质的人还可以通过食物和中药进行调养，达到行气解郁的目的。

饮食调养

气郁体质者应多吃一些行气的食物，例如橙子、荞麦、茴香、大蒜、萝卜、柑皮等；富含营养元素的鱼、瘦肉、乳类、豆制品等也可以多吃一些。此外，生姜、大蒜、葱、薄荷、紫苏、罗勒等有浓烈香气的食物也都有行气解郁的效果。

需要注意的是，气郁体质者不要喝咖啡、浓茶等，少吃肥甘厚味、辛辣、油煎炸的食物。

中药调养

气郁体质的形成主要是因为肝脏的疏泄功能相对不足。在中医中，将肝脏称为"将军之官"，指挥全身的气畅通无阻，无拘无束，如果肝脏功能相对不足，就比较容易使气阻滞。这里，介绍几种疏肝、行气、解郁的中药：佛手、乌药、小茴香、青皮、郁金等有很好的疏肝作用，何首乌、白芍、当归、阿胶等有很好的养肝、柔肝作用。

需要注意的是，行气的药大多是芳香的，不能久用，否则容易动阴耗气，对人体的阴液和气都会产生副作用。因此，在使用行气中药的时候，可加人参、白芍、菟丝子、山萸肉等来补气滋阴。

养生小贴士

疾病的产生和气不能正常运行有关。如果人体全身的气机通畅，就不会生病；反之，气机流动不顺畅，被阻塞，疾病就会发生。三焦经主全身之气，主要分布在上肢的外侧中间及肩部或侧头部。按揉三焦经能够起到降火、行气的作用，常敲按三焦经也可以减少鱼尾纹的出现。

痰湿体质：养生重在健脾祛湿，远离肥甘厚味

▼
▼
▼

> 膏者，多气而皮纵缓，故能纵腹垂腴。
>
> 注释：肥胖的人多气但其肌肉、皮肤多不紧致，因此这种人常腹围较大，腹部下垂。
>
> ——————————————————《素问》

痰湿体质是指当人体脏腑功能失调，容易引起气血津液运化失调，水湿停聚，聚湿成痰，而成痰湿的内蕴表现。常表现为体形肥胖、腹部肥满、胸闷、痰多，容易困倦，身重不爽，喜食肥甘醇酒，舌体胖大，舌苔白腻，多因寒湿侵袭、饮食不节、先天禀赋、年老久病、缺乏运动而发病，常随痰湿留滞部位不同而出现不同的症状。痰湿体质的形成主要是因为疾病或是饮食不当。

痰湿体质的人脾功能容易失调，因为脾气的主要功能是运化水液，一旦脾失健运，就会影响食物和水转化成人体所需津液的过程，容易导致水湿在体内聚积，痰就是脾运化水湿的功能失调后所产生的一种病理产物。因此，对于痰湿体质的人，养生的主要原则

是健脾祛湿，远离肥甘厚味。

饮食调养

痰湿体质的人要控制好每顿饭的进食量，不要吃得过饱，进食的速度不能太快。宜食用的食物有：扁豆、红小豆、山药、薏苡仁、冬瓜仁、韭菜、香椿、姜、牛肉、羊肉、带鱼、河虾、杏、荔枝、樱桃、栗子等。

其中，生姜不仅有着很好的散热作用，还有暖脾胃、促进发汗的作用。但吃生姜要有讲究，不能乱吃乱用，要挑时间吃才能起到良好的功效。俗话说"冬吃萝卜夏吃姜，不劳医生开药方""上床萝卜下床姜，夜晚生姜赛砒霜"，可见早上和夏季吃姜是有利于养生的，而晚上吃姜就犹如吃砒霜，会损害人体健康。

需要注意的是，痰湿体质的人不宜吃酸味食物。比如能降血脂、降血压的山楂，吃多了容易损伤脾胃和肝胆，加重痰湿。还有甜、黏的食物比如巧克力、蛋糕也不宜吃。

中药调养

健脾化浊的中药有白果、薏苡仁、白术、黄芩、木香、佩兰、藿香、赤小豆等。但是用药不同，祛痰湿的部位也不同。比如，白芥子、陈皮，主要是祛肺部、上焦的痰湿；陈皮如果和党参、白扁豆合起来，可祛中焦的痰湿；赤小豆有利水的作用，可以让湿气经小便排出体外。

丰隆穴是祛痰的要穴，位于人体小腿前外侧，外踝尖上8寸，条口穴外，距胫骨前缘两横指出。只需每天按压此穴1~3分钟，对祛痰有不错的效果；承山穴也是祛湿的要穴，位于小腿肚下方，这里的肌肉成"人"字形，而承山穴位于"人"字中间。按摩这个穴位可以振奋足太阳膀胱经上面的阳气，将体内的湿气排出去。

特禀体质：养生重在益气固表，内外兼调

▼
▼
▼

> 此必因虚邪之风，与其身形，两虚相得，乃客其形。
>
> 注释：正气不足是过敏性疾病发生的内在原因，卫表不固，给了外邪
>   入侵的机会，所以就会发生疾病。
>
> ——————————《灵枢》

　　特禀体质是指由于遗传因素和先天因素所造成的特殊状态的体质，主要包括过敏体质、遗传病体质、胎传体质等。而这里的特禀体质，我们主要指过敏体质，其调理养生，也主要是针对过敏体质而言。

　　特禀体质有多种表现，比如有的人即使不感冒也经常鼻塞、打喷嚏、流鼻涕，容易患哮喘，容易对药物、食物、气味、花粉、季节过敏；有的人皮肤容易起荨麻疹，常因过敏出现紫红色瘀点、瘀斑，常一抓就红等。

　　中医认为，过敏是人体的肺、脾、肾三脏功能失调，导致肺气不足、卫表不固，等于给了外界一个侵入我们身体的机会，才会造

成身体出现各种不适症状。因此，特禀体质的调养主要以益气固表、内外兼调为原则。

饮食调养

益气固表的食物有糯米、燕窝、燕麦、红枣等。

特禀体质的人要尽量少吃大蒜等辛热的食物，或含有咖啡因的食物如巧克力、可乐、咖啡等；水果中，榴梿、杧果、葡萄、菠萝、草莓、龙眼等属于热性或易致敏的食物，也要慎吃。

常见的八大致敏食物要牢记，即花生、大豆、牛奶、鸡蛋、鱼类、贝类、小麦和坚果。当然，不同的人对食物过敏的种类有所不同，应根据自己的实际情况来进行合理选择。

过敏体质的人还应注意"光敏性食物"，比如香菜、芹菜、油菜、芥菜、无花果、柠檬等。吃了这类食物，皮肤对日光的敏感性就会大大增强。因此，过敏性体质的人一定要少吃或不吃这类食物，以免让自己敏感的皮肤变得更加敏感，而加重病情。

中药调养

中药调养调的是人体内的阴阳平衡，转变过敏体质的人体内的阴阳失衡。对于不同变应原的过敏体质人群，用药也有所区别。

（1）对吸入性变应原敏感的人主要是因为肺气虚，选用中药时应以补肺益气为主。比如党参、太子参、沙参、黄芩等。

（2）对食物性变应原过敏的人主要是脾的气血虚弱，选用中药时应以健脾益气为主。比如人参、陈皮、半夏、茯苓等。

（3）对于患过敏性疾病时间较长的人来说，可能会兼有肾气不足，选用中药应以健脾补肾为主。比如黄芩、熟地、山药等。

养生小贴士

膀胱经，十四经脉中最长的一条经脉，它几乎贯穿人的全身，治疗范围极其广泛，可谓人体最大的排毒通道。对这条经脉上的肺俞、脾俞、肾俞等俞穴进行有效的刺激，每个穴位按摩3~5分钟，以有酸胀感为度，长期坚持，对改善过敏体质有很好的疗效。

中医体质分类与判定表

请回答《中医体质分类与判定表》中的全部问题，每一个问题按5级评分，计算原始分及转化分，依标准判定体质类型。5级标准为：没有（根本不）计1分，很少（有一点）计2分，有时（有些）计3分，经常（相当）计4分，总是（非常）计5分。

注：带★号的请逆向计分，即没有（根本不）计5分，很少（有一点）计4分，有时（有些）计3分，经常（相当）计2分，总是（非常）计1分。

平和体质

1. 你精力充沛吗？

2. 你容易疲乏吗？ ★

3. 你说话声音低弱无力吗？ ★

4. 你感到闷闷不乐、情绪低沉吗？ ★

5. 你比一般人耐受不了寒冷（冬天的寒冷，夏天的冷空调、电扇等）吗？ ★

6. 你能适应外界自然和社会环境的变化吗？

7. 你容易失眠吗？ ★

8. 你容易忘事（健忘）吗？ ★

阳虚体质

1. 你手脚发凉吗？

2. 你胃脘部、背部或腰膝部怕冷吗？

3. 你感到怕冷，衣服比别人穿得多吗？

4. 你冬天更怕冷，夏天不喜欢吹电扇、空调吗？

5. 你比别人容易患感冒吗？

6. 你吃（喝）凉的东西会感到不舒服或怕吃（喝）凉的吗？

7. 你受凉或吃（喝）凉的东西后，容易腹泻、拉肚子吗？

阴虚体质

1. 你感到手脚心发热吗？

2. 你感觉身体、脸上发热吗？

3. 你皮肤或口唇干吗？

4. 你口唇的颜色比一般人红吗？

5. 你容易便秘或大便干燥吗？

6. 你面部两颧潮红或偏红吗？

7. 你感到眼睛干涩吗？

8. 你感到口干咽燥、总想喝水吗？

痰湿体质

1. 你感到胸闷或腹部胀满吗？

2. 你感到身体沉重不轻松或不爽快吗？

3. 你腹部肥满松软吗？

4. 你有额部油脂分泌多的现象吗？

5. 你上眼睑比别人肿（上眼睑有轻微隆起的现象）吗？

6. 你嘴里有黏黏的感觉吗？

7. 你平时痰多，特别是感到咽喉部总有痰堵着吗？

8. 你舌苔厚腻或有舌苔厚厚的感觉吗？

湿热体质

1. 你面部或鼻部有油腻感或者油亮发光吗？

2. 你脸上容易生痤疮或皮肤容易生疮疖吗？

3. 你感到口苦或嘴里有异味吗？

4. 你大便黏滞不爽，有解不尽的感觉吗？

5. 你小便时尿道有发热感、尿色浓（深）吗？

6. 你带下色黄（白带颜色发黄）吗？（限女性回答）

7. 你的阴囊潮湿吗？（限男性回答）

气郁体质

1. 你感到闷闷不乐、情绪低沉吗？

2. 你精神紧张、焦虑不安吗？

3. 你多愁善感、感情脆弱吗？

4. 你容易感到害怕或受到惊吓吗？

5. 你胁肋部或乳房胀痛吗？

6. 你无缘无故叹气吗？

7. 你咽喉部有异物感，且吐之不出、咽之不下吗？

气虚体质

1. 你容易疲乏吗？

2. 你容易气短（呼吸短促，接不上气）吗？

3. 你容易心慌吗？

4. 你容易头晕或站起时晕眩吗？

5. 你比别人容易感冒吗？

6. 你喜欢安静、懒得说话吗？

7. 你说话声音低弱无力吗？

8. 你活动量稍大就容易出虚汗吗？

血瘀体质

1. 你的皮肤在不知不觉中会出现青紫瘀斑（皮下出血）吗？

2. 你的两颧部有细微血丝吗？

3. 你身体上哪里有疼痛感吗？

4. 你面色晦暗或容易出现褐斑吗？

5. 你会出现黑眼圈吗？

6. 你容易忘事（健忘）吗？

7. 你口唇颜色偏暗吗？

特禀体质

1. 你没有感冒也会打喷嚏吗？

2. 你没有感冒也会鼻塞、流鼻涕吗？

3. 你有因季节变化、温度变化或异味等原因而咳喘的现象吗？

4. 你容易过敏（对药物、食物、气味、花粉、季节交替、气候变化等）吗？

5. 你的皮肤起荨麻疹（风团、风疹块、风疙瘩）吗？

6. 你的皮肤因过敏出现过紫癜（紫红色瘀点、瘀斑）吗？

7. 你的皮肤一抓就红，并出现抓痕吗？

判定方法

将回答上面问题得到的结果进行分数转化后相加，得到原始分数，按照下面的公式进行计算，根据标准判断体质类型。

转化分数=[（原始分 − 条目数）/（条目数×4）]×100

其中，平和体质是正常体质，其他8种体质为偏颇体质。判定标准见下表。

体质类型	条件	判定结果
平和体质	转化分≥60分	是
	其他8种体质转化分均<30分	
	转化分≥60分	基本是
	其他8种体质转化分均<40分	
	不满足上述条件者	否
偏颇体质	转化分≥40分	是
	转化分30～39分	倾向是
	转化分<30分	否

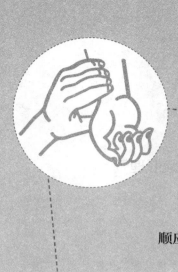

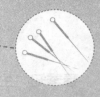

第五章
顺应四时，春夏养阳秋冬养阴以平阴阳

　　《灵枢》中说："人与天地相参也，与日月相应也。"人应依靠自然提供的物质条件得以生存，因此要遵循四时生、长、收、藏的规律，以达到养生的目的。中医的四季养生讲究春夏之时，要顺其自然保养阳气；秋冬之时，应保养阴气。所以历来有"春夏养阳，秋冬养阴"之说。

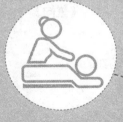

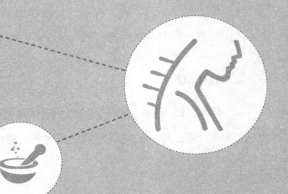

春季知"生发"：晚睡早起，主疏肝理气

▼
▼

> 春三月，此谓发陈，天地俱生，万物以荣，夜卧早起，广步于庭，被发缓形，以使志生，生而勿杀，予而勿夺，赏而勿罚，此春气之应，养生之道也。逆之则伤肝，夏为寒变，奉长者少。
>
> **注释：**春季的三个月谓之发陈出新，生命萌发的时令。天地自然，都富有生气，万物显得欣欣向荣。此时，人们应该入夜睡眠，早些起身……如果违逆春生之气，便会损伤肝脏，使提供给下夏长之气的条件不足，到夏季就会发生寒性病变。
>
> ——《素问》

春季的三个月，称为发陈，是推陈出新、生命萌芽的时令。那么，春季，我们该如何养生呢？春季养生应做到以下几个方面。

晚睡早起

春天的白天阳气升得早，晚上阳气藏得晚，人体阳气和大气阳气相应。所以科学的睡眠时间应该比冬天睡得晚，比冬天起得早。

起床时，先不要急着睁开眼睛，而是要先闭目养神一会儿，等大脑完全清醒之后，再慢慢地睁开眼睛。起床后，要打开窗户通风，此时可进行叩牙、干洗脸、梳头等养生活动，使身体的阳气更旺。

疏肝理气

春天到了，草木在春季萌发生长，肝脏在春季时功能也更活跃，排浊气、畅气血，肝气起到了引导气血从里向外调动的作用，正是调养肝脏的大好时机。

中医学认为，肝的生理特点是主疏泄，在志为怒，恶抑郁而喜调达，所以生气发怒容易导致肝脏气血瘀滞不畅而产生疾病。养肝要戒怒，因此在春季要力戒暴怒，努力调节控制好自我情绪，从而促使肝气的正常生发、顺调。

可疏肝理气的中草药有首乌、枸杞子、郁金、丹参、玄胡等，可入膳入药。

滋阴清肝火

在春季，人体的肝阳之气渐升，阴血相对不足，尤其是中老年人，容易动怒，容易眩晕；对于年轻人，则容易引动体内热气，出现痤疮、怕热出汗等症状。因此，春季也要滋阴清肝火。

滋阴清肝火首选野菊花。可以多喝一些野菊花茶，用法为取菊花6克，开水浸泡代茶饮。可清肝明目、清热降压，用于肝火上炎所致的目赤肿痛、头晕目眩、高血压等。

中医认为，适量的酸味对补养肝气有益，但如果在肝脏比较活跃，其生理功能比较旺盛的春季再摄入过多的酸味，则会造成肝气过旺，反而伤肝，肝受损了势必会伤到脾胃。因此，春季要多甘少酸。

甘味食物对补脾气最有益，脾脏强健了，有助于辅助肝气。如黑米、核桃、肉类、南瓜等。

防范风湿性关节病

春季是风湿病的好发季节。《素问》中说："风湿寒三气杂至，合而成痹也。"也就是说外界的风、寒、湿三种邪气侵入人体，进入经络，留在关节里，使气血痹阻而成为痹症。

锻炼身体，增强抵抗力。春天，人的气血活跃，最宜锻炼身体。年轻人可选择户外活动，如登山、跑步、骑车等；老年人可以打打太极拳、踏青等。人体正气旺盛，抵抗力提高，自然就不怕疾病的侵袭了。

治疗风湿性关节病，可选择敷贴疗法。它是将药物局部或穴位外敷，有促进局部血液循环、散寒祛湿、消肿止痛的作用。

养生小贴士

香椿是早春枝头上长出的带红色的嫩枝芽，其含有维生素E和性激素物质，有抗衰老和补阳滋阴的作用；香椿是辅助治疗肠炎、泌尿系统感染的良药；香椿含有丰富的维生素C、胡萝卜素等，有助于增强机体免疫功能，并有润滑肌肤的作用。

夏季看"生长"：夜卧早起，主养心为先

> 夏三月……使气得泄，若所爱在外，此夏气之应，养长之道也。逆之则伤心，秋为痎疟，奉收者少，冬至重病。
>
> **注释：** 夏季的三个月……使气机宣畅，通泄自如，精神外向，对外界事物有浓厚的兴趣。如果违逆了夏长之气，便会损伤心脏，使提供给秋收之气的条件不足，到秋天容易发生疟疾，冬天再次发生疾病。
>
> 《素问》

夏季的三个月，称为蕃秀，是自然界万物繁茂秀美的时节。夏季之时，天地之气相交合，世上万物长势旺盛，其生机达到了顶点。那么，夏季，我们该如何养生呢？夏季养生应该做到以下几个方面。

夜卧早起

夏天大自然阳盛阴衰，白天长，晚上短，人体阳气充足，所以

人的作息应以夜卧早起为主。夏三月，草木繁衍秀美的季节，天地阴阳之气相交，稍晚一点上床休息，是为了顺应自然阴气的不足；早些起床，是为了顺应阳气的充盛，这也符合阴阳平衡的养生规律。

古人常说："长夏一日，可抵残冬二日；长夏一夜，不敌残冬半夜。"夏季昼长夜短，白天容易犯困，夜晚睡眠质量又不高。因此，适当的午睡是非常有必要的。但午睡时间不宜过长，一刻钟的时间就足够了。

需要注意的是，夏季虽热，但晚上睡觉的时候也不要袒胸裸腹，应护好腹部、胸口，以免受凉而引起腹泻、腹痛等。

夏季要养心

心为阳脏而主阳气，也就是说心为阳中的太阳，心的阳气能推动血液循环，维持人的生命活动，使之生机不息，而心与夏气相通应，即心阳在夏季最为旺盛，功能最强，因此，夏季是养护心脏的最好时机。

夏季主气为暑，暑属阳、属火。心也属火，暑气暑热直通于心，所以夏季的暑热最容易伤心。暑热之病往往引发许多精神方面的症状，如心烦、神昏等。尤其到了长夏，天气以湿热为主，气温高、闷热，容易使人产生焦躁、厌烦情绪，所以夏季要注意精神的调养，保持神清气和、心情愉快的状态，不要大悲大喜、情绪向外，以免伤心、伤身和伤神。

五花茶有很好的清肝火、去心火以及清热解毒、消暑祛湿、利小便、凉血和预防夏季风热感冒的功效。取金银花、野菊花、槐花、玫瑰花、鸡冠花各适量，浸洗10分钟，然后一起放入煲中，大火煲沸后改用慢火煲约10分钟，饮用时加入适量的蜂蜜调味。

夏季要防中暑

夏季气候炎热，酷暑多雨，暑湿之气容易乘虚而入，心气易亏损，尤其是老人、儿童以及体虚气弱者，往往难以承受而导致中暑。如果身边有中暑的人，可用风油精把手涂湿；或取盐一把，揉擦患者两手腕、双足心、两肋、前后心等八处，擦出许多红点，患者就会立即感觉轻松许多。这种方法适用于先兆中暑或轻度中暑。

此外，夏季防止中暑还可以多喝解暑清热茶。

（1）金银花茶。有清热解毒的作用。用法是直接加白糖泡茶饮，也可以加入适量的乌龙茶，一起泡茶饮。

（2）薄荷茶。有清利头目、解毒透疹的作用。用法为取薄荷10克，荷叶15克，金银花20克，煎水服，为消暑佳品。

冬病夏治

三伏天是一年中的阳中之阳。这时人体的穴位毛孔充分张开，趁着阳气最旺盛，人体经络疏松的时候，在人体特定穴位上通过中医治疗的手段，对脏腑进行调理，此时药力最易渗透到体内，以此达到预防或减少疾病在秋冬季的反复或加重的目的。

冬病夏治的方法有很多，包括穴位敷贴、艾灸、针刺、药物内服等，并且所针对的疾病也各不相同。因此要根据不同疾病的情况、病症以及选择的治疗方式，咨询专业的中医师才能准确知道需要治多久，而后在专业医师的指导下进行阶段性治疗。一般来说，许多疾病的冬病夏治都是需要持续三年甚至更长时间，因此每年都坚持治疗是非常关键的。

养生小贴士

痱子是夏季或炎热环境下常见的表浅性、炎症性皮肤病。因在高温闷热环境下，大量的汗液不易蒸发，堵塞了毛孔，就容易生痱子。祛痱可以取金银花6克，用沸水浸泡1小时，待温度适宜时用棉签或纱布蘸金银花浸泡液轻抹患处，每天3次。

秋季忙"收敛"：早卧早起，主养肺防燥

▼
▼

秋三月，此谓容平……收敛神气，使秋气平，无外其志，使肺气清，此秋气之应，养收之道也。逆之则伤肺，冬为飧泄，奉藏者少。

注释：秋季的三个月，谓之容平……收敛神气，以适应秋季容平的特征，不使深思外驰，以保持肺气的清肃功能，这就是适应秋令的特点而保养人体收敛之气的方法。如果违逆了秋收之气，就会伤及肺脏，使提供给冬藏之气的条件不足，冬天就要发生飧泄病。

——《素问》

秋季的三个月，称为容平，自然界景象因万物成熟而平定收敛。此时，天高风急，地气清肃。那么，秋季，我们该如何养生呢？秋季养生应做到以下几个方面。

早卧早起

从秋季开始，自然界的阳气从疏泄趋向收敛、闭藏，起居作息

要相应地调整。秋天之后，白天渐渐变短，黑夜逐渐变长，立秋之后的阳气潜藏时间比夏天变早，因此晚上睡觉的时间也应该相应地提早，顺应阴精的收藏。早起是为了顺应阳气的舒长，使肺气得以舒展。

秋季气温多变，早晚温差较大，预防疾病除了要适应秋季的天气变化，遵守"收敛"这一原则外，科学锻炼身体，增强体质也很关键。尤其是在早晨，由于空气清新，所以非常适合锻炼肺脏，让肺脏对渐变的寒冷有足够的适应。

养肺防燥

秋季气候干燥，燥邪伤津，津液受损，人容易有肺燥、鼻干、毛发皮肤干枯、便秘等干燥症的表现。因此，秋季要养肺防燥、滋阴润肺。这里主要介绍的是食物调养，食疗原则主要是滋阴润肺。

《素问》中说："肺主秋……肺欲收，急食酸以收之，用酸补之，辛泻之。"也就是说酸味收敛肺气，辛味发散泻肺，秋天宜收不宜散，因此要尽量少吃葱姜等辛味的食物，适当多吃酸味蔬果。

肺与五色中的白色相对应，所以，要多吃一些白色的食物，如白萝卜、白菜、菜花、银耳、甘蔗、杏仁、百合、白芝麻等，来预防或缓解秋季的肺燥。比如，大枣银耳羹就有滋阴润肺的功效。做法：银耳中加入大枣10枚，加适量的水煮1小时，然后加冰糖调味食用即可。

防湿也很关键

秋季从立秋到霜降有六个节气。此时，夏天的暑气还没有结束，秋天的雨水已经很多了，此时必须防湿气阴邪困伤脾阳而发生水肿、腹泻。若早秋脾伤于湿，就会为冬天的慢性支气管炎等疾病的发作种下病根。

防湿主要应以祛湿化滞、和胃健脾的膳食为主，如莲子、薏苡仁、冬瓜、莲藕、山药等。

运动健身

金秋时节，天高气爽，是开展各种健身运动的好时期，但要注意"秋老虎"的威胁，不宜进行过激过量的运动，要以游泳、打太极、散步、瑜伽为主要运动。

早上，可以在空气清新的环境下多做呼吸操，加强支气管功能，增强抗病力。具体步骤为：取平卧或站立位，两手放在腹部，做腹式深呼吸；吸气时腹部隆起，呼气时腹部下陷；呼气时间要比吸气时间长1～2倍，吸气用鼻，呼气用口；呼气时口唇紧缩做吹口哨的样子；呼气时，可用双手按压上腹部，排除肺中残留的肺气。

"秋冻"四个部位要区别对待

中医认为，春捂秋冻有利于养生，不过"秋冻"也是有讲究的，尤其要注意以下四个部位的保暖。

（1）腹部。上腹受凉容易引起胃部不适，下腹受凉容易诱发女性痛经和月经不调。

（2）脚部。脚部是人体各部位中离心脏最远的地方，血液流经的路程最长，又汇集了全身的经脉。

（3）颈部。颈部受凉，向下容易引起肺部症状的感冒；向上则会导致颈部血管收缩，不利于脑补供血。

（4）肩部。肩关节及其周围组织相对比较脆弱，容易受伤。

养生小贴士

秋燥时节，尽量不要吃或少吃辛辣烧烤之类的食物。这些食物属于热性，又在烹饪中失去不少水分，吃后容易上火，加重秋燥对人体的危害。

冬季贵"藏养"：早卧晚起，主养肾防寒

冬三月，此谓闭藏……去寒就温，无泄皮肤，使气亟夺，此冬气之应，养藏之道也。逆之则伤肾，春为痿厥，奉生者少。

注释：冬季的三个月，谓之闭藏……要守避寒冷，求取温暖，不要使皮肤开泄而令阳气不断损失，这是适应冬季的气候而保养人体闭藏机能的方法。违逆了冬令的闭藏之气，就要损伤肾脏，使提供给春生之气的条件不足，春天就会发生痿厥之疾。

《素问》

冬天的三个月，称为闭藏，是阳气潜藏、万物蛰伏的时节。冬季，水凝结成冰，大地因寒冷而坼裂。那么，冬季人们该如何养生呢？冬季养生应该做到以下几个方面。

早卧晚起

冬季是休整的季节，不适宜太过耗散、劳累。人体阳气应节气变化，也逐渐潜藏，如果强迫消耗阳气，身体的健康就会受到威

胁。冬天的作息不仅要早睡晚起，而且要等到太阳出来再活动。正如《黄帝内经》中说："早卧晚起，以待日光。"是指冬季人们不要扰动阳气，而要适当早睡以养人体的阳气，保持身体的温热；适当晚起以养人体的阴气，待日出而起，可躲避严寒，用冬眠状态养精蓄锐，达到阴阳平衡，为春天做好准备。

适当晚起，就是不要在天还没亮的时候，就急匆匆地起床，尤其是不要在太阳还没有出来的时候就去晨练，以免伤害人体中的阳气。当然，适当晚起绝不是早晨睡懒觉，睡眠时间过长和睡眠不足，都会导致精神疲劳和身体疲倦，致使代谢免疫功能下降而危害人体健康。

以养肾为先

进入冬天后，天气渐渐转寒，人体阳气根源于肾，所以寒邪最容易中伤肾阳。可见，冬季御寒，首先要补肾。我们可以从饮食和运动两方面入手。

（1）食物补肾。肾阳虚的人，可以食用羊肉、补骨脂、肉桂、鹿茸、益智仁等进行滋补。肾阴虚的人，应选用甲鱼、银耳、海参、枸杞子等进行滋补。

（2）运动补阳。在冬季也要坚持体育锻炼，以取得养肝补肾、舒筋活络、畅通气脉，增强自身抵抗力的功效，如打球、慢跑、舞剑、散步等，都是适合冬天锻炼的运动项目。

另外，冬天人体阳气已衰，性欲下降，性冲动也相应减少，所以冬季是适合保精的时节。因此，冬季房事要"养藏"，以免损伤精气。

饮食调养

民间有"冬天进补，开春打虎"的谚语。可见，冬季是饮食进补的好季节。总的来说，饮食要偏温补，以不上火为宜。在饮食调养上，要加强营养，增加热量。根据"秋冬养阴""冬季养肾"的原则，冬季可适量多吃点咸味食物，如海带、紫菜等。此外，还应多吃温热护养的食物以抵御严寒，如羊肉、牛肉等。

另外，冬季要注意防"内火"。外面气温寒冷，屋内燥热，不少人会出现口干舌燥、口腔溃疡等症状，因此应多吃些苦味食物和清火、止咳、润肠的食物。如白菜、白萝卜等，这些食物富含维生素及多种微量元素，尤其白萝卜能清火降气、消食，非常适合在这个季节食用。

冬季锻炼五不宜

冬季是闭藏的季节，在运动上比较有讲究，通常需要注意以下几个禁忌。

（1）锻炼不宜骤然进行。冬季锻炼前应首先做些简单的四肢运动，以防韧带和肌肉扭伤。

（2）雾天不宜进行锻炼。雾是由无数微小的水珠组成的，这些雾珠中含有大量的尘埃、病原微生物等有害物质，锻炼时由于呼吸量增加，肺内势必会吸进更多的有害物质。

（3）锻炼时不宜用嘴呼吸。冬季锻炼应养成用鼻子呼吸的习惯，因为鼻子相当于一个过滤系统，它能滤清空气，使气管和肺部不受尘埃、病菌的侵害。另外，寒冬气温低，冷空气进入鼻孔后可得到加温的效果。

（4）锻炼时不宜忽视保暖。开始锻炼时不应立即脱掉外衣，而应等身体微热后再逐渐减衣，锻炼结束时，应擦净身上的汗液，立即穿上衣服，以防着凉感冒。

（5）不宜空腹进行锻炼。人在清晨时血糖往往偏低，心脏功能处于较弱的状态，空腹锻炼会使因低血糖、心脏疾病猝死的可能性增加。

养生小贴士

寒潮天气是诱发冬季流行性感冒的重要因素。这里介绍一种姜糖苏叶热饮，对风寒感冒有很好的疗效。做法为取紫苏叶5克，生姜3克，红糖15克。生姜洗净切丝，紫苏叶洗去尘垢，一起装入茶杯内冲沸水250毫升，然后加盖泡七八分钟，再加入红糖趁热饮用。

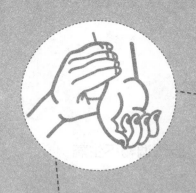

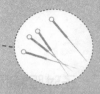

第六章

遵十二时辰，调养一天好身心

　　古代养生学家根据前人延年益寿的养生经验，将良好的生活方式与规律作息相结合，总结了十二时辰养生法。十二时辰与人体十二经脉——对应，而经脉又与人体的五脏六腑相配。因此，在不同的时辰里，人们养生的侧重点也不一样。

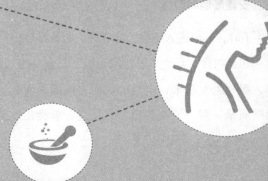

子时胆经旺：安睡最能调胆气，胆气调畅不生病

▼
▼
▼

夜半为阴陇，夜半后而为阴衰。

注释：夜半子时，阴气最盛，阳气衰弱；过了夜半，阴气衰，阳气渐长。

————————————————————————《素问》

子时是指23：00到凌晨1：00，这个时候胆经（足少阳胆经）气血旺。胆经分布于身体两侧：从外眼角开始，一直沿着头部两侧，然后顺着人体的侧面下来，一直走到脚的小趾、四趾。我们疲劳时喜欢手臂高举，就是抻拉胆经以振奋阳气的一个动作。

安睡最能调胆气

子时，气血进入胆经。胆经旺，胆汁推陈出新。《黄帝内经》里有一句话叫作"凡十一脏皆取于胆"。全身的气血取决于胆气的生发，胆气生发起来，全身的气血才能随之而起。因此，子时保证睡眠质量，对一天至关重要；反之，就会出现头晕目眩、耳鸣、

失眠多梦、易惊等问题。

因此，一定要注意子时睡眠的质量，晚上11点前要入睡。睡前不能做剧烈运动，少看费脑的专业书籍，可以看一些轻松悠闲的杂志和电视节目以及不要暴饮暴食或吃辛辣的食物。

胆气调畅，不易生病

《黄帝内经》中说："勇者气行则已，怯者则著而为病也。"意思是说，同样是受到恐吓，勇敢的人因为胆气行畅，恐吓并不能对身体造成太大的伤害；而胆怯的人胆气不畅，恐吓所引起的身体不适就会留下来，逐渐形成各种疾病。因此，只有胆气调畅了，才不容易因外界惊恐而生病。

反过来说，生病的人，更容易胆气不畅。因为生病的人容易受疾病的影响，产生相应的不良情绪，由于过度担心、忧心忡忡，使生病的人更容易胆气不畅行。

调畅胆气的具体方法

调畅胆气，一方面是在睡觉前保持愉悦的心情，舒情意志；另一方面是经常敲打胆经上的重点穴位，起到通经活血的功效，有助于补益胆气，祛除胆腑痰热、痰湿等，具体可选以下几个穴位。

（1）肩井穴。经常拍打肩井穴能很好地缓解肩关节的紧张和肌肉僵硬的感觉。对于调理"电脑病"、肩周炎、颈椎病有很好的效果。

（2）阳陵泉。多拍打阳陵泉能很好地缓解关节障碍，尤其是膝关节出现的毛病。"筋会阳陵"而又"肝主筋"，因此拍打此穴也能疏肝利胆，同时阳陵泉之下有个胆囊穴，两处合在一起每天坚持拍打能有效地预防慢性胆囊炎的发作。

（3）悬钟穴。经常拍打悬钟穴有疏肝解郁、理气止痛的功效。经常生闷气、抑郁寡欢、腹满胀闷的人要多多拍打此穴，效果非常好。

温馨提示：敲打时间以经脉所当令的时间最为适宜。

养生小贴士

梳头有疏通胆经，养黑发的功效。具本操作为五指张开，像用梳子一样由前发际梳到后发际，先中间后两边，适度用力，对头皮轻轻按压，反复梳100次，至头皮微微发热为止。

丑时肝经旺：养肝，深度睡眠是关键

> 故人卧血归于肝，肝受血而能视，足受血而能步，掌受血而能握，指受血而能摄。
>
> **注释：** 所以当人睡眠时，血归藏于肝，肝得血而濡养于目，则能视物；足得血之濡养，就能行走；手掌得血之濡养，就能握物；手指得血之濡养，就能拿取。
>
> ——《素问》

丑时是指凌晨1：00～3：00，这个时候肝经（足厥阴肝经）气血旺。肝经是肝脏的主经脉，从脚开始，直达头顶。肝经是肝脏联系其他脏腑、行使功能的主要通道。

《素问》中说："肝者，将军之官，谋虑出焉。"肝经就像人体内的大将军，帮助肝主藏血、主疏泄功能的实现，从而达到肝气得舒、气机得畅、血液得调、外邪得出的目的。一旦肝经气血异常，身体就会感觉疲劳，处于亚健康的状态。肝气用得多，肝血耗伤就会影响人的视力，因为"肝开窍于目""目受血而能视"，所以丑时一定要养好肝。

丑时肝经最旺，因此，要养好肝血，丑时一定要进入深度睡眠，这样有利于肝血的代谢。睡得越深，肝血回流的效果就越好，运行、排毒的功效也就越强。如果此刻没有休息好，肝血不能及时回流，就会导致代谢失常。肝血不能"推陈出新"，肝的功能就会受到影响，从而引发肝病。

睡觉是养肝血的最好方法。另外，丑时按摩肝经是最好的进补，但由于丑时人已入睡，可以按摩与肝经同名同气的手厥阴心包经。按摩手厥阴心包经养肝，最好的时间应该是在19：00～21：00。还可以重点按摩肝经上的重点穴位，如太冲穴、行间穴和章门穴等。

（1）太冲穴。在足背最高点前的凹陷处。太冲是肝经上最重要的穴位，是治各类肝病的特效穴位，按揉它能够降血压、平肝清热、清利头目，而且对女性月经不调的治疗也很有效。

（2）行间穴。在足背侧，第一、二趾间，趾蹼缘的后方赤白肉际处。行间穴是泻心火的要穴，可治疗咯血、腹肋胀、腰痛不可俯仰等。

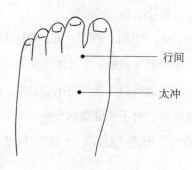

（3）章门穴。取穴方法是将两胳膊自然下垂紧贴两侧裤缝，然后抬手屈肘，肘尖下即是。此穴为脏会穴，统治五脏疾病，可治疗肝区疼痛、女性月经不调、乳腺炎、腹痛、呕吐等。

养生小贴士

我们说丑时肝经当令，如果吃得太油腻，就会加重肝的负担，晚上容易口干、鼻干。因此，晚餐一定要以清淡为主，吃容易消化的食物。不加重肝的负担，才有利于肝脏更好地发挥作用。

寅时肺经旺：睡眠不好，不妨试试"赤龙搅海"

> 肺朝百脉，输精于皮毛。
>
> **注释：** 肺将血气输送到全身百脉中去，最后把精气输送到皮毛。
>
> ——————《素问》

寅时是指凌晨3：00~5：00，这个时候肺经（手太阴肺经）气血旺。肺经循行起于胸部的中府穴，从胸前壁外上方，行于上肢内侧前缘，止于拇指桡侧指甲角旁的少商穴。

寅时是阳气的开端，此时全身的气血都要流注于肺经，人体气血由静变动，全身的器官都要休息，只有这样肺才能合理地分配气血。因此，在寅时一定要是熟睡状态，才能更好地养护肺经。

睡不好，试试"赤龙搅海"

如果人在寅时醒来，则大多是肺气不足的表现。应对的方法是练习"赤龙搅海"，既可生化气血，又可益肺，对肾脏也有好处，可以说是一举多得。

"赤龙"，指的是舌头；"海"，则是指口腔。"赤龙搅海"的意思是，把舌头在口腔里有意识地转动、搅动，以刺激唾液分泌，等大量唾液分泌出来后，再把唾液缓缓咽下肚子。

具体的练习方法：盘腿而坐，双手握拳置于弯曲的膝盖上，双目微闭；用舌头在口腔中上下搅动并舔舐牙齿、牙床内外，口中便会分泌出大量的唾液；当津液满口时，再分数次吞咽而下。依次吞咽7次，以刺激唾液的产生。

肺经上的长寿穴——太渊穴

太渊穴位于人体上肢，腕掌侧横纹桡侧，桡动脉搏动处。

太，指大；渊，指深。"肺朝百脉"之处，博大精深，因而命名为太渊穴。此穴为脉之会穴，会指聚会。八会穴中腑会中脘，脏会章门，筋会阳陵泉，髓会绝骨，气会颤中，脉会太渊。

太渊穴需要用力拍打才能有效，拍打此穴具有顺气平喘、化痰止咳、养心安神的功效。单独按摩对咯血、咽喉肿痛、胸痛、心悸、脉管炎有一定的疗效。经常拍打此穴还能起到增加血管弹性的作用。

养生小贴士

简单有效的补肺气的方法：取一粒枸杞子，将其捣烂，贴在左侧太渊穴上，外面用医用胶布固定。晚上贴，早晨取下，即可使寅时拥有良好的睡眠。

卯时大肠经旺：排毒通便的好时刻

> 大肠者，传道之官，变化出焉。
>
> **注释：**大肠是传导之官，它能传送食物的糟粕，使其变化为粪便排出体外。
>
> ——《素问》

　　卯时是指凌晨5：00~7：00，这个时候大肠经（手阳明大肠经）气血旺。大肠经循行起于食指桡侧指甲旁的商阳穴。从手到头，行于上肢外侧的前缘及面前部，止于鼻旁的迎香穴。

　　《素问》中说："大肠者，传道之官，变化出焉。"大肠具有传导的功能，卯时正常排便，对身体是有益的；反之，排不出的大便会变成宿便，使毒素停留在体内，引起大肠疾病。大肠经有问题就容易出现口干舌燥、腹胀腹痛、肠胃炎、盲肠炎、肠功能紊乱、习惯性便秘等症状。所以，起床后，要养成排大便的好习惯，避免体内产生毒素。

按时排便是养护大肠经最好的办法

便秘是很多疾病的根源。短期便秘是肠道健康亮起红灯的警讯，长期便秘则是肠道健康的无形杀手。便秘时大肠蠕动变慢，肠内干燥，阴液亏少，火毒循经上行，令人头晕、口臭；便秘还会导致月经不调、痔疮等疾病。

那么，如何在卯时轻松地排毒通便呢？下面给大家介绍几种方法。

（1）呼吸排毒法。清晨到户外进行大口呼气、大口吸气，目的在于排除浊气。

（2）利尿排毒法。在清晨起床、酉时（肾经"当令"）、睡前时喝杯温水，一天至少三次空腹饮水，有利于排出毒素。

（3）清肠通便法。平时多食用富含膳食纤维的蔬菜和水果等。

（4）出汗排毒法。每天早上起来喝杯姜汤，使身体微微出汗，达到通窍排毒的目的。

大肠经养生的主要按摩穴位

卯时是通便排毒的好时刻，如果对大肠经穴位进行按摩不仅有利于排毒的进行，而且还有利于消除一些与大肠有关的疾病。

（1）合谷穴。用一只手的拇指第一个关节横纹正对另一只手虎口的边缘，按下来，拇指指尖所指的位置即是。只要按摩合谷穴，就可以使合谷穴所属的大肠经经脉循行之处的组织和器官疾病减轻或消除。比如合谷穴可治疗便秘，保护牙齿健康，减少口腔疾病的发生等。

（2）天枢穴。位于脐中左右旁开2寸处。天枢穴是大肠的募穴，是大肠之气汇集之处，按摩此处，有疏调肠腑、理气消滞、消炎止泻、通利大便等功效，是一种双向的调节，既可通便，又可止腹泻。

养生小贴士

　　每天拍打一次大肠经，有利于保持大肠经气血旺盛、通畅。具体操作为手握空拳，从手腕开始，沿着大肠经的行经路线从下往上拍打。拍打的手法不要太重，一只手拍打6分钟即可。

辰时胃经旺：营养早餐，饭后百步促消化

▼
▼

> 五藏者，皆禀气于胃，胃者，五藏之本也。
>
> **注释：** 五脏的营养，都赖于胃腑水谷之精微，因此胃是五脏的根本。
>
> ——《**素问**》

辰时是指7：00~9：00，这个时候胃经（足阳明胃经）气血旺。胃经循行起于眼眶下的承泣穴。从头走足，在面部，行于面前部；在胸部，行于任脉旁四寸；在腹部，行于脐旁二寸；在下肢，行外侧前沿，止于足次趾的外侧甲角旁的厉兑穴。

卯时人体内的阳气已经生发起来，辰时随着太阳越升越高，天地间的阳气也越来越充足。此时，人体阳气足而阴气弱，所以需要补阴来调节阴阳的平衡，而食物是属阴的，所以这个时候是吃早餐的最佳时间，不仅容易被消化、吸收和代谢，还能起到很好的滋阴作用。

胃是五脏的根本，是人体能力的源头，如果胃出现了问题，很多器官代谢速度就会减慢，工作效率也会降低，长期下去，疾病也

就随之而来。因此，辰时要注意养胃，我们可以从以下两个方面入手。

吃营养热早餐是养胃的最好办法

早餐食物应选吃。热稀饭、热豆浆、热芝麻糊等，然后再配着蔬菜、面包、包子、三明治等。而不应选吃冰红茶、冰牛奶、冰蔬果汁之类的饮品。这样吃很容易伤胃气，减弱身体的抵抗力。

胃经养生的主要按摩穴位

辰时胃经气血旺盛，此时可以对流经胃经上的穴位进行按摩，能取到很好的养生作用。

（1）四白穴。位于面部，瞳孔直下，眶下孔凹陷处。常按揉四白穴，可缓解眼部疲劳，能提高眼睛机能，对近视、色盲等眼部疾病很有疗效；按压此穴也可以去除眼部皱纹、美白肌肤。

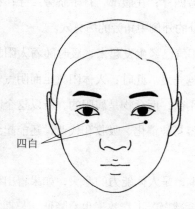

四白

（2）承泣穴。位于面部，瞳孔直下，眼球与眶下缘之间。此穴主治近视、夜盲、眼颤动、迎风流泪、老花眼、白内障等常见的眼部疾病，需要采用其他相关穴位一同治疗才能取得显著效果。

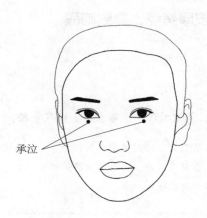

承泣

养生小贴士

拍打是养护胃经的简便方法。操作方法为顺着胃经的循行路线一直拍打下来。面部，可以将双手微张，然后十个指腹用力，轻轻向下叩击；颈部，可以改用手掌轻轻拍打；大腿部，因肌肉较多，可捶打。一般清晨拍打效果最好，因为辰时正好是胃经气血最活跃的时刻。

巳时脾经旺：按摩脾经，身健脑醒

▼
▼

> 饮入于胃，游溢精气，上输于脾。脾气散精，上归于肺。
>
> 注释：饮食进入胃以后，经过胃的腐熟作用，其中的营养物质被人体
>   所吸收，储藏在脾中，并且通过脾的作用，向上输送到肺中，
>   最后由肺布散到全身。
>
> ——《素问》

巳时是指上午9：00~11：00，这个时候脾经（足太阴脾经）气血最旺。脾经循行起于足大指内侧甲角旁的隐白穴。从足到胸，经足内侧内踝前方，行于下肢内侧前缘，在腹部行于任脉旁开四寸，胸部行于任脉旁六寸，止于腋下六寸大包穴。

巳时气血流注于脾经。脾主运化，主肌肉四肢，中医的脾相当于现代医学的整个消化系统，是生成营养物质供给五脏六腑活动的能力源泉，所以有"脾土"之称。脾胃的功能正常，机体的消化吸收功能才能健全，才能化生精、气、血以及津液。

脾的功能好，消化吸收好，血气充足，白天的工作状态就好；

脾虚弱，就容易出现胃口不佳、四肢疲倦、腹胀、头晕等症状。因此，在繁忙的工作之余，不要忘了在这个时间段调理脾经气血。

敲打脾经，身健脑醒

将一只脚的脚踝压在另一条大腿上，将腿盘成"4"字形，然后沿着脾经的循行路线一路敲打，可以起到健脾的效果。采用这种坐法利于对脾经的按摩。因为脾经起于足大趾内侧端的隐白穴，然后沿小腿内侧正中线上行，再进入大腿内侧前缘，然后进入腹部。这种坐姿方便按摩。

具体方法为敲打时要握空拳，用掌指关节端由上到下一路拍打，用力要适中，大腿部位的脾经拍打时可稍加用力。两条腿都要敲，每侧敲打10分钟，敲打的次数视自己的时间多少而定。敲打的时间最好是上午9：00～11：00，气血流注脾经之时。

脾经养生的主要穴位按摩

巳时脾经旺盛，此时我们可以对脾经上的穴位进行按摩，能够起到很好的养生功效，尤其是对以下两个穴位的按摩。

（1）三阴交穴。位于小腿内侧，内踝尖上3寸，胫骨内侧缘后际。被称为治疗妇科疾病的万能穴，"女性以血为本"，而脾为气血生化的源泉，因此这个穴位，女性朋友一定要记住。月经不调、白带异常、闭经、痛经的女性，只要每天坚持按摩此穴，就会有所改善。需要注意的是，怀孕的女性不能按摩此穴。

（2）公孙穴。在足内侧缘，第一跖骨基底部的前下方。常用于治疗急慢性胃炎、消化道溃疡、急慢性肠炎、神经性呕吐、消化不良、精神分裂症等。配中脘、足三里主治胃脘胀痛，配丰隆、膻中主治呕吐、眩晕。

养生小贴士

脾主肌肉，适当的肌肉练习对促进脾气正常功能有很大的好处。早上洗完脸后，可以轻拍双颊，这样既促进了血液循环，又紧致了脸部的肌肉。

午时心经旺：午休小憩是养心经的最好办法

心者，生之本，神之变也；其华在面，其充在血脉，为阳中之太阳，通于夏气。

注释：心，是生命的根本，为神所居之处，其荣华表现于面部，其充养的组织在血脉，为阳中的太阳，与夏气相通。

——《素问》

午时是指11：00~13：00，这个时候心经（手太阴心经）气血最旺。心经循行起于腋窝下的极泉穴。从胸到手，沿上肢内侧后缘，下行至肘窝内侧。抵达于手掌后，进入手掌内侧后缘，至小指末端，止于小指桡侧指甲旁的少冲穴。

午时心经气血充盈，心经旺，有利于周身血液的循环，心火生胃土有利于消化。同时，心是五脏之首，是人体的君主，主管着人的血脉和神志。如果血脉运行有障碍，就会引起急躁失眠、口舌生疮等问题。因此，午时是养心、疏通血脉的最佳时间。

另外，由于午时阳气盛，动养阳，静养阴，此时宜静养。因此，对于上班或学习的人来说，睡午觉最为重要。

午休小憩的注意事项

可以静卧闭目养神或小睡一会儿，但午觉不宜超过一个小时，否则容易引起夜间失眠；不能在吃完午饭后马上躺下午休，因为酒足饭饱之后马上躺下，会影响胃腐熟食的功能；一些心血虚的人，经常表现出心慌心悸、失眠多梦、脉象细弱等症状，应从补心血入手，以达到安睡的目的。

心经养生的主要穴位按摩

午时心经气血旺盛，适当的按摩心经上的穴位有助于治疗与心有关的疾病，比如对以下两个主要穴位的按摩。

（1）神门穴。位于腕部，腕掌侧横纹尺侧端，尺侧腕屈肌腱的桡侧凹陷处。有治疗心绞痛、无脉症、神经衰弱、精神分裂症等功效。配内关、心俞穴治心痛，配内关、三阴交穴治健忘、失眠。

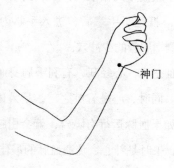

神门

（2）少府穴。位于手掌面，第4、5掌骨之间，握拳时，小指尖处。取穴时仰掌，手指屈向掌心横纹，小指指尖下凹陷处。有治疗心悸、胸痛、小便不利、遗尿、阴痒痛、小指挛痛等功效。配内关穴治心悸。

养生小贴士

睡眠专家建议睡觉姿势应仰卧与侧卧交替互换，应尽量避免俯卧。因为，俯卧使身体受到压迫，呼吸系统及内脏受到挤压，人会感觉呼吸不畅。

未时小肠经旺：按摩小肠经，肠道气血更顺畅

> 小肠者，受盛之官，化物出焉。
>
> **注释：**小肠是受盛之官，它承受胃中下行的食物而进一步分化清浊。

——《素问》

未时是指13：00~15：00，这个时候小肠经（手太阴阳小肠）气血最旺。小肠经循行起于手小指甲尺侧甲角旁一分少泽穴。从手到头，行于上肢外侧后缘，经肘内两骨之间，上绕肩胛，经面颊，止于耳屏前方的听宫穴。

《素问》中说："小肠者，受盛之官，化物出焉。"它的功能是将经胃初步消化的食物进一步消化，吸收食物中的精华养料，然后通过脾的运化，滋养全身，并将消化后的糟粕传导到大肠，水液则通过其他脏腑的作用渗入膀胱。

如果小肠这种泌别清浊吸收的功能表现虚弱，人体就容易出现心烦口渴、腹部胀痛、拉肚子等症状。因此，保养小肠非常重要。

吃好午餐，保障小肠得到充足营养

养护小肠一定要吃好午餐。小肠的功能是吸收营养，它所当令的未时，是吸收营养的最佳时间。所以午餐最好在午时吃，而且午餐一定要健康、营养。

健康营养的午餐应该包括五谷、蔬菜、瓜果以及适量的肉类和蛋类，尽量减少油、盐及糖分的量。

需要注意的是，吃午餐时不能太快，因为不经过充分咀嚼，食物在胃中磨碎时间变长，就不能顺利地把食物运送到小肠中去，容易造成积滞。

小肠经养生的主要穴位按摩

按摩小肠经能够对肠道起到一定的养生功效，通常可以按摩以下几个穴位来治疗与小肠经有关的疾病。

（1）后溪穴。微握拳，位于第5指掌关节后尺侧的近端掌横纹头赤白肉际处。具体按摩方法为将双手后溪穴的部位对准桌子沿，然后手掌立起，以手为刀，做切菜状，每只手做50下。连续一周以上，小肠阻滞心火就会得到明显的缓解。

（2）前谷穴。位于人体的手掌尺侧，微握拳，小指本节（第5指掌关节）前的掌指横纹头赤白肉际。

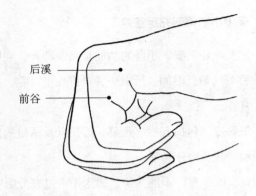

后溪

前谷

（3）养老穴。以手掌面向胸，尺骨茎突桡侧骨缝凹陷中。可治疗目视不明、耳闭不闻、肩臂疼痛、落枕、手脚不能自如等，是调治老年人疾病的重要穴位。

养生小贴士

打通小肠经，消除肩颈酸痛的"纵横摆臂法"：身体站立，全身放松，双脚与肩同宽，双眼平视前方，双臂同时前后摆动，幅度可以大一些，速度不要太快。每天一次，每次以手臂摆动100下为宜。

申时膀胱经旺：膀胱经，人体的排毒通道

> 膀胱者，州都之官，津液藏焉，气化则能出矣。
>
> **注释：** 膀胱是州都之官，蓄藏津液，通过气化作用，方能排除尿液。
>
> ——《素问》

申时是指15：00~17：00，这个时候膀胱经（足太阳膀胱经）气血最旺。膀胱经起于目内眦旁的睛明穴沿头至下项，沿背腰骶中线旁三寸至股外侧后缘，再至小腿外侧后缘，下外踝后，止于足小指外侧端的至阴穴，与肾经相交。膀胱经是十二条经脉中最长的一条。

膀胱主贮藏水液和津液，津液被再次吸收循环于体内的津液系统，水液将体内的废物排出体外。申时是膀胱最活跃的时候，此时最宜多喝白开水，以利于排尿，并随之排出体内的毒素。否则，毒素在人体内越聚越多，身体的健康状况会越来越差。

拍打膀胱经

膀胱经是人体最大的排毒通道，要保证它的通畅，我们可以经

常敲打臀部和大腿后侧这段，即承扶穴到委中穴，这是最好的膀胱经锻炼法，有利于排出体内的毒素。

拍打背部的膀胱经，调养五脏六腑。以脊柱为中线，从上往下，重点拍打其左右两侧，每次10分钟，拍打时要稍微用力一点，让背部感受到充分的拍击力量。注意最好申时拍打，此时膀胱经气血最旺。

膀胱经养生的主要穴位按摩

膀胱经上的腧穴非常重要，腧穴直接与相关的脏腑相通。比如，胃痛可以按摩胃俞穴，这样疼痛就可以缓解；如果有心血管方面的问题，可以多按摩一下厥阴俞；如果腰腿痛、风湿性关节炎、膝关节不能屈伸、坐骨神经痛等，则可以按摩委中穴。

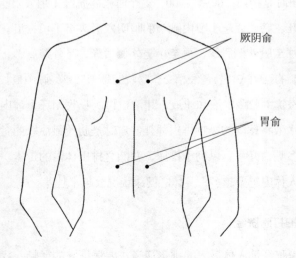

厥阴俞

胃俞

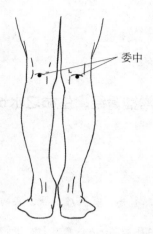

委中

养生小贴士

申时，人体阴阳相对平衡，气血流畅，精力充沛，不易受伤，非常适合进行身体锻炼，尤其是到户外锻炼身体。此时锻炼，若能达到微微出汗的状态，就能使人体泻火排毒，强身健体。

酉时肾经旺：常推肾经，生命之水长盛

> 肾藏精，精舍志，肾气虚则厥，实则胀，五藏不安。
>
> **注释：** 肾是藏精的器官；人的意志是依附于精气的，肾气虚就会四肢发冷，肾气太盛就会有胀满、五脏不安之状。
>
> ——《灵枢》

酉时是指17：00~19：00，这个时候肾经（足少阴肾经）气血最旺。肾经循行起于足底涌泉穴，绕过足跟，在下肢行于内侧后缘上行至腹。在腹部行于任脉旁开半寸，在胸部行任脉旁二寸，止于锁骨下的俞府穴。

中医认为，肾主藏精，扮演着"先天之本，寿天之根"的角色。人体在酉时进行泻火排毒，酉时就是肾脏储藏精华的阶段，此时，肾发挥着巨大的作用。如果肾弱，则会出现四肢冰冷、精神萎靡、腰膝酸软、头晕耳鸣、失眠健忘等症状。所以，酉时养肾很重要。

肾藏精，精生髓，髓聚而成脑，因此，肾经还与智力有关系。

如果肾精不足、髓海空虚、脑失所养，就会出现智力低下的现象。日常我们要利用好酉时这个肾经当令的时段，合理地循按肾经，保护好肾经。

常推腹部肾经，保证通畅

在肾经当令时段的酉时，或站或坐，隔着一层衣服推揉肾经，用手掌或手握空拳，沿着正中线从心口到小腹上下推揉。每天1次，每次推揉5～8分钟，即可保证腹部的肾经通畅。

肾经养生的主要穴位按摩

很多疾病与肾虚有关，按摩肾经是补肾的有效方法，而且还能治疗相关的疾病，日常我们可以按摩以下几个主要穴位来补肾祛病。

（1）涌泉穴。涌泉穴是足少阴肾经的井穴，水的出处为涌，涌泉就是水自下而上的意思。

按摩方法：准备一盆稍烫的热水，水里放两个保健球，待保健球的外表被暖热后，再用脚分别踩在两个球上，然后脚稍稍用力，让球慢慢地在盆底滚动，泡脚滚球15分钟即可。这样的按摩能有效激活肾经的气血，补肾强身，防病祛病。

（2）太溪穴。是肾的"原穴"，也就是肾经气居住的地方，在理疗穴上讲它具有"滋肾阴，补肾气、壮肾阳、理胞宫"的功效。凡是肾虚引起的各种症状，比如头晕、脱发、哮喘、习惯性流产等，都可以通过按摩太溪穴收到明显的效果。

（3）复溜穴。复溜穴位于人体的小腿里侧，脚踝内侧中央上二指宽处，胫骨与跟腱间（或太溪穴直上2寸，跟腱的前方）。复溜穴是肾经的母穴，根据"虚则补其母"的理论，肾经虚症，可以取此穴。按摩复溜穴可治疗肾炎、女性下焦冷、痛经、手脚浮肿等病症。

养生小贴士

肾虚是很多人存在的健康问题，引起的原因有很多，比如久坐、长时间熬夜、压力大等。在治疗上也存在误区，有人认为肾虚了就要壮阳。其实，肾虚也分阴阳，阴虚就要滋阴，阳虚就要补阳，做到对症施治才有效。

戌时心包经旺：保持精神畅快，呵护你的小心脏

▼

▼

> 膻中者，臣使之官，喜乐出焉。
>
> **注释：** 膻中也就是心包，维护着心而接受其命令，是臣使之官，心志的喜乐，靠它传出来。

——《素问》

戌时是指19：00~21：00，这个时候心包经（手厥阴心包经）气血最旺。心包经循行起于乳头外开一寸的天池穴。行于上肢内侧正中线，止于中指尖端的中冲穴。支脉从掌中至无名指尺侧端，与手少阳三焦经相接。

戌时，周身气血流经人体心包经，阴气渐重，阳气尚可，属心包经值班，能协调五脏六腑，心脏的力量再一次增强；所谓心火生胃土，此时进食有利于消化，晚上7点左右也正是吃晚餐的好时间；心包经的一个功能是"喜乐出焉"，心包经主喜乐，也就是说要快乐。

心包经是保护心脏的卫士

心包与心脏的功能关系密切，是心脏的护卫系统，当邪气侵袭心脏时，可以代心脏受邪。心包是心脏的外膜组织，主要保护心肌正常工作。心包经气不通畅，心包的阳气得不到宣泄外达，人就会忧愁抑郁。心包经长时间压抑阻滞不畅，就会化火，反过来由于心包经过于充盛，人就会兴奋地停不下来，影响心脏。

按摩心包经，呵护心脏

按摩方法：顺着心包经的路线从胸口一路向下一直到手指尖，捏捏拍拍，每天在每侧手臂按摩10分钟，就可以起到很好的保健效果。

在捏揉的过程中，全身要放松，心情要平静，稍微用点力，动作慢一点，一下一下揉，捏揉的时候不必具体针对某一个穴位，沿着心包经的这条线走就可以。按摩心包经的最佳时间是20：00，正好是心包经气血的峰值。

心包经畅通，心脏的功能就好，就不容易出现神志和心血管方面的疾病。

心包经养生的主要穴位按摩

（1）膻中穴。膻中位于两乳之间的正中位置，是宗气汇聚的地方。宗气是聚积在人体胸中的气，又称大气。如果宗气不足，就会出现心脏搏动无力、呼吸急促、气短等问题。膻中穴是调气的重要穴位。

（2）大陵穴。大陵穴在腕掌横纹的中点处，在掌长肌腱与桡侧腕屈肌腱之间。大陵穴是手厥阴心包经的输穴和原穴，属孙真人十三鬼穴之一，其治疗精神神志疾病的临床疗效被中医实践所证明。

（3）劳宫穴。劳宫穴位于手掌心，握拳屈指时中指尖处。

养生小贴士

戌时心包经兴旺，最有利于清理心脏周围的病邪，使心脏处于正常平衡的状态，同时为睡眠做好准备。心脏不好的人最好在这个时候敲心包经，效果是比较明显的。但是，此时最好不要做剧烈运动，否则容易失眠。可以出去散散步，听听音乐，放松一下紧张疲劳的身心。

亥时三焦经旺：及时入睡，养阴育阳留青春

▼
▼
▼

> 三焦者，决渎之官，水道出焉。
>
> **注释**：三焦是人体之气、水谷运行的场所，同时也是通调水道的场所，三焦类似于管理水道的官府。
>
> 《素问》

亥时是指21：00~23：00，这个时候是三焦经（手少阳三焦经）气血最旺。三焦经起于手无名指末端，至手背，转上肢外侧正中，依次按肩、颈、耳后、耳前走，止于眉梢的丝竹空穴，于目外眦交胆经。

三焦经是人体健康的总指挥，五脏六腑、气血津液都是由三焦管辖。人体的气机、水道是否通畅，五脏六腑的功能是否协调，新陈代谢是否正常，都是由三焦的功能来决定的。

另外，从中医角度来讲，白天属阳，是活动、工作、消耗精力的时间；晚上属阴，主要的任务就是休养生息、养精蓄锐，睡眠就是养阴的最好办法。亥时三焦经旺，气血流注三焦经。三焦通百

脉，是人体气血运行的关键。人如果在亥时睡觉，百脉就可以得到休养生息，对身体十分有益。

睡前拍打三焦经，疏通经络又祛病

具体方法：坐着或是站着，右胳膊伸向左侧，右手放在左侧腰部上下。然后，再用左手手掌从右肩膀开始，沿着胳膊的外侧三焦经的行走线路往下拍打，直到手腕。这时，需要注意的是，动作要快慢适度，略微用力，这样才可以振动里面的经络，每次约8分钟。

拍完后，再按摩三焦经的原穴（阳池穴）3分钟，将气血引到手上，从而疏通整条经络。

只要把三焦经打通了，内分泌失调、消渴症（糖尿病）、脾胃病、咳喘症，还有头痛、头晕、失眠、抑郁症等，这些病都会不攻自破。

此外，拍打三焦经可美容。所有的面部问题都是肝、肾、脾虚引起的气血不调导致的。三焦中，上焦指心、肺，中焦指脾、胃，下焦指肾脏。因此，拍打三焦经，可解决面部的细纹及其他面部问题。

三焦经上的阳池穴

很多女性朋友一到冬天就会出现手脚冰凉、腰寒的症状，防止的简单方法就是按摩阳池穴。阳池穴是手少阳三焦经的原穴，在腕背横纹中，指总伸肌腱的尺侧缘凹陷处。

按阳池穴，不但能驱寒保暖，还能治感冒、气喘、胃肠病、肾功能失调以及平衡荷尔蒙的分泌。阳池穴配外关、曲池可治前臂麻木疼痛，配少商、廉泉可治咽喉肿痛，配胃脘下俞、脾俞、太溪可治糖尿病。

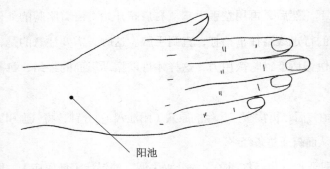

阳池

养生小贴士

　　亥时阴气更重，阳气更弱，气机下降。人们应该在十点半之前就上床睡觉，睡觉前尽量要少喝水。对于有心肾疾病、低血压、低血糖、阳气虚者，应在此时及时服药，以防夜半病发。

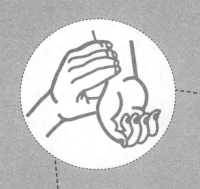

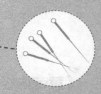

第七章
病由心生，养心调神远离亚健康

　　目前，由情志因素引起的身心亚健康的人愈来愈多。《黄帝内经》认为，情志是生命活动的基本体现，由五脏所产生，同时又能反作用于五脏，影响人体脏腑功能活动。因此，对于情志方面的养生保健，我们必须要加以重视。

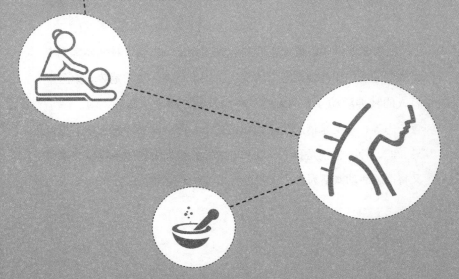

《黄帝内经》中的情志与养生

▼
▼
▼

> 志意者，所以御精神，收魂魄，适寒温，和喜怒者也。……
> 志意和则精神专直，魂魄不散，悔怒不起，五脏不受邪矣。
>
> **注释：** 人的志意，是统领精神活动，控制魂魄，调节人体机能以适应
> 寒暑变化，调和喜怒情绪的。……志意和顺就会使精神集中，
> 思维正常，魂魄守身而不散，怨恨愤怒不致发作，如此则五脏
> 不受外邪侵扰。

———————————————————————————《灵枢》

　　情志学说是中医理论重要的组成部分，情志使人对外界客观事物的刺激所做出的情绪方面的反应，属于精神活动的范畴。中医学将人的精神活动分为两大类：一类是神志活动，即神、魂、魄、意、志等；一类是情志活动，包括七个方面，即喜、怒、忧、思、恐、悲、惊，也就是我们说的"七情"。根据五行学说理论，中医又将情志活动概括为喜、怒、思、忧、恐，称为"五志"。

五志与五脏的关系

五志与五脏关系密切：怒属肝、喜属心、思属脾、忧属肺、恐属肾。在一般情况下，情志属于正常的心理活动，是人体脏腑机能的正常体现。就像《素问》中说："有喜有怒，有忧有丧，有泽有燥，此象之常也。"意思是说，一个人有时高兴，有时发怒，有时忧愁，有时悲伤，好像自然界气候的变化有时候下雨，有时候干燥一样，是一种正常的现象。

只有突然、强烈或长期持久的情志刺激，超过人体本身的正常承受范围，才会使人体气机紊乱，脏腑阴阳气血失调，成为情志致病因素，从而导致各种疾病的发生。《黄帝内经》中指出，"喜怒不节则伤脏"，说明情志不加节制会损伤脏腑功能。具体地说是："怒伤肝""喜伤心""思伤脾""忧伤肺""恐伤肾"。五志过激并不是只伤五志所对应的脏腑，而是同时损伤多个脏腑，既可一情伤几脏，有时候也可几情伤一脏。

反过来，脏腑出现了问题，情志也会受到影响。心受到损伤，人就特别容易笑，听到不好笑的事情也很容易笑。这说明心脏受到外部的病邪入侵，被邪气占据了，对情志也产生了影响；肝脏受到伤害，人就特别容易被激怒，发脾气；脾脏受到伤害，人就容易纠结，会想很多事情；肺脏受到伤害，人就容易悲伤，无故落泪；肾脏受到伤害，就容易恐惧。如果上述多种情况同时出现，可能是多种脏腑出现了问题，这就需要好好地调养了。

情志相克法

通过上面的介绍，我们知道了情志失调一定会对五脏造成损害，所以在日常生活中，我们一定要节制自己的情绪。但人生在世十有八九不如意，遇到不开心、愤怒的事情也在所难免。中医认为，情志病是难以用药治疗的，采取情志相克法是有很好的效果的。我们先看一个《儒林外史》中小故事就能很快明白了。

范进在50多岁时得中举人，喜极而疯，一边拍手，一边高喊着"中了，中了"，结果一不小心一跤跌进池塘里。他挣扎着站起来，两手黄泥，一身湿淋淋的，披头散发，鞋也丢了一只，仍不停地拍掌，高喊："中了！中了！"在家人的悲伤和邻里的惋惜声中，一个报喜官差出主意，找一个他平素最害怕的人抽他一记耳光，并对他说他不曾中，就能治好他的疯病。于是，人们找来范进最怕的老丈人胡屠户，他参着胆子打了"文曲星"一个嘴巴，还真的让女婿清醒了过来。

情志相克法，又叫五行疗法，是指医者以言行、事物等手段，激起患者的某种情志变化，达到控制其病态情绪、促进身心健康的一种方法。其原理是五行相克。《黄帝内经》根据五行的相生相克关系，确立了五种基本疗法，给中医治疗提供了原则和思路。五种基本疗法是"怒胜思""悲胜怒""恐胜喜""喜胜忧""思胜恐"。如果应用得当，则会收到事半功倍的效果。

情志相克法是怎样推出来的呢？

按照中医学原理，肺、肝、肾、心、脾五脏其性分别属金、木、水、火、土。其基本原理溯源于我国古代的五行学说和中医的脏象学说。即将人的脏腑、情志与五行相配，也就是悲属肺金、怒属肝木、思属脾土、恐属肾水、喜属心火。

五行之相生，按木、火、土、金、水的顺序相互滋生，即木生火、火生土、土生金、金生水、水生木。五行相克按木、火、土、金、水的顺序，相关为"克"，即木克土、土克水、水克火、火克金、金克木。那么，情志相克法最后推出来就是"怒胜思""忧胜怒""恐胜喜""喜胜忧""思胜恐"。

养生小贴士

我们要做到：正视现实，将生活、工作目标定得近一些，可操作性强一些，不可好高骛远；不要与他人攀比，不可欲望过分强烈，嗜欲不止，否则会扰动神气，破坏神气的清静；人有欲望不可避免，但为了追求健康，就要降低欲望值。欲望值过高，一旦达不到目的，就会产生太多忧愁、悲伤、苦恼、思虑，从而伤身致病。

喜：喜伤心，恐能抑制喜

> 其志为喜。喜伤心，恐胜喜。
>
> 注释：在情志的变动为喜。喜能伤心，以恐惧抑制喜。

——《素问》

喜伤心

这里的"喜"其实说的是大喜，是过分的高兴、兴奋。喜伤心是指喜乐过极则损伤心神。古人认为，心藏神，心主神明，心是管思维意识、神志活动的。《素问》中说："喜则气和志达，营卫通利，故气缓矣。"在正常情况下，适度之喜能缓和精神紧张，使营卫通利，心情舒畅。《灵枢》中说："喜乐者，神惮散而不藏。"如果狂喜极乐，会使心气弛缓，精神涣散。

旧时有所谓"四喜"，即久旱逢甘露，他乡遇故知，洞房花烛夜，金榜题名时。这种突然的狂喜，可导致"气缓"，即心气涣散，血运无力而瘀滞，便出现心悸、心痛、失眠、健忘等一类病症。"得意忘形"这一成语，说的就是由于大喜而神不藏，不能控制形体活动。

清代医学家喻昌写的《寓意草》里记载了这样一个小故事："昔有新贵人，马上扬扬得意，未及回寓，一笑而逝。"《岳书传》中牛皋因打败了完颜兀术，兴奋过度，大笑三声，气不得续，当即倒地身亡。可见过喜对人体健康很不利。

过喜会导致血压骤然升高，健康的人还可以承受，如果是患有高血压的人，过度兴奋就有可能导致"高血压危象"，表现为突然头晕目眩、恶心呕吐、视力模糊、烦躁不安，严重的会引起脑血管破裂发生猝死。

反过来，一个精神有问题的人，特别是亢奋的、躁狂的精神疾病患者，中医上多会被诊断为"痰迷心窍""心火亢盛"，其实都是他们的"心"出现了问题。"心"出了问题，首先会表现为对情绪的失控，喜怒无常，其中无常的喜更常见。众所周知，一个精神不正常的人，更容易"傻笑"，"傻"就是中医的"心"出了问题，毫无意义，甚至和场景不符的"笑"，都是心病的症状。

恐能抑制喜

恐和惊相似，但两者又有区别。惊为不自知，事出突然而受到的惊吓；恐为自知而胆怯，是内生而感到的恐惧。

《素问》中说："其志为喜。喜伤心，恐胜喜。"恐能抑制喜，就是恐惧能够战胜过喜过散的心。根据五行生克的理论，恐由肾主，属水，喜由心主，属火，水克火，所以恐能克胜过喜的情志症状。下面我们看一个小故事。

　　某人考上了状元，欣喜若狂，告假返乡途中突然病倒，于是请来一位名医诊断。名医看后说："你得了不治之症，七天内会死亡，快赶路吧，否则都回不到家中了。"状元沮丧万分，日夜兼程赶回家中，七天后安然无恙。

　　这个小故事说明喜伤心者可用恐来治。

心经上调节情志的穴位

　　按摩心经上的穴位能够有效地调节我们的情志起到安神的功效，以下几个穴位就是宁神养心的有效穴。

　　（1）阴郄穴。通经安神穴。在前臂掌侧，尺侧腕屈肌腱的桡侧缘，腕横纹上寸处。按摩此穴可疏通经络、安神，可辅助治疗上肢瘫痪、头痛、失眠等病症。

　　（2）神门穴。养心安神第一穴。正坐伸手，掌心向面部，屈肘向上约45度，在无名指与小指往下延伸到手腕交界处，即腕横纹尺侧端，尺侧腕屈肌腱的桡凹陷处。治疗心脏疾病的重要穴位，按压此穴能够有效治疗心悸、心绞痛、多梦、心烦等疾患，具有宁神、养心的功效。

　　（3）极泉穴。心痛要穴。适量轻按极泉穴可以改善心脏不适的症状。常按摩此穴有宁心安神、解郁止惊的功效。

养生小贴士

　　平时我们要做到"纵浪大化中，不喜亦不惧。应尽便须尽，无复独多虑。"也就是说，过分激动是不可取的，善于自我调节情感，保持稳定的心理状态，一定要注意不要超过正常的生理限度。

怒：怒伤肝，悲能抑制怒

在志为怒。怒伤肝，悲胜怒。

注释：在情志的变动为怒。怒气能伤肝，悲能够抑制怒。

——《素问》

怒伤肝

这里的怒，是指暴怒或怒气太盛。怒伤肝，是指过度恚怒，引起肝气上逆，肝阳上亢或肝火上炎，耗伤肝的阴血。中医认为，肝为将军之官，性喜顺畅豁达。如果长期郁愤，就会导致肝气郁结，引起生理功能紊乱。

《素问》中说："人或恚怒，气逆上而不下，即伤肝也。"《灵枢》中说："若有所大怒，气上而不下，积于胁下，则伤肝。"轻者会肝气郁滞，食欲减退；重者便会出现面色苍白、四肢发抖，甚至昏厥死亡。

某大学有一位工友，刚过50岁，一天中午在食堂排队买饭，有学生插队，这位工友就骂这个学生不懂事理，于是学生就和他吵了起来，吵着吵着，工友当场倒地，昏迷不醒。人们把他送到医院，急诊医生诊断为脑溢血，从发病到死亡不到4个小时。这位工友平时有高血压，但是他不知道控制自己的怒气，盛怒之下，怒则气上，血随气涌，血压突然增高，脑血管爆裂，就这样断送了自己的生命。

现代医学研究表明，愤怒会使人呼吸急促，血液内红细胞数剧增，血液比正常情况下凝结加快，心动过速，这样不仅会损伤心血管系统，更会影响肝脏的健康。因此，我们务必保持心胸开阔、积极乐观，尤其是肝脏患者，更应如此。

悲能抑制怒

《素问》中说："其志为怒。怒伤肝，悲胜怒。"中医认为，怒为肝志，悲为肺志，根据五行相克，金能克木，而肝属木、肺属金，所以可以用"悲"来治疗由"怒"引起的疾病。

古代有一贵人脾气暴躁，最后导致眼睛患上了白内障。贵人就请了一位名医来为她医治，医生诊断后发现是由于多怒、脾气暴躁引起的，所以就采用情绪调理方法。医生说："你眼睛有白内障并不要紧，但是你的右腿上长了一个东西，这个东西很难治，这才是最要命的疾病。你的右腿过不了几个月就会烂掉了。"贵人开始一天到晚地担忧自己的右腿，渐渐地，暴怒的情绪被压抑住了，心理平和下来。这样没过几个月，她眼睛的白内障也渐渐好了。其实她的腿上并没有长东西，这位名医只是用悲伤转移她的怒气，这样肝火就下降了，起到了平肝去火的功效。

按摩消"怒气"

怒气大时可以仰卧或者坐着，两手交叉，全身放松下来，打坐冥想。通过调整呼吸，可以有效地帮助人们平复内心急躁的情绪。同时轻柔地以右手掌从右下胸部至右上腹来回摩擦，每次100～200下，有助于促进部位的血液循环，对应急性高血压等症可以很快见效。

此外，可以按摩制怒奇穴少府穴。握拳，小指尖处就是少府穴。当你发怒冲动时，可用左手或右手的拇指按压掌侧的少府穴，以鼻深吸气，用口缓缓呼出。呼气时掐压少府穴6～8下，然后吸气，待呼气时，再掐压6～8下，如此反复操作3遍，可达到制怒的效果。

另外，大怒还会影响消化功能。因为大怒时胃黏膜充血，胃酸分泌过多，胃蠕动减弱，食欲减退，消化功能减弱，还很容易发生胃溃疡；大怒还会直接影响大脑的功能，发生神经衰弱等。因此，一定要避免发怒，学会自主调节情绪，用宽容、平和的心态对待周围的人和事，正确地认识自己、适应环境、学会交流、善于沟通，是养肝调神的重要内容。

养生小贴士

中医讲"天人合一"，肝火旺的人要多多亲近大自然，置世俗于身外，达到人与自然的和谐，用平和的心态为人处世。

思：思伤脾，怒能抑制思

▼
▼
▼

> 在志为思。思伤脾，怒胜思。
>
> **注释**：在情志的变动为思。思虑伤脾，以怒气抑制思虑。

——————————————————————————————《素问》

思伤脾

思，即思考、思虑，是人的精神意识思维活动的一种状态。正常的思考问题对机体的生理活动并无不良的影响，但思虑过度就会导致气结不行，积聚于内，也就是中医说的"思则气结"。其中，思虑过度最易伤脾。

思伤脾，是指思虑过度，脾失健运，气机郁结。容易发生胃脘痞闷，吃东西不香，消化不良，腹胀、便溏等不适。脾是后天的根本，脾伤则气血生化乏源，进而出现心神失养等疾病，像失眠、神经衰弱等问题都是这种情况。

有一个小伙子，他爱上了一个女孩，可是他们家里人不同意，不让他们见面。小伙子天天思念这个女孩，最后饭也吃不下，人也瘦了。这就是因为思虑过度伤了脾胃，脾胃虚弱不能正常消化吸收人体所摄入的食物，人就会变瘦。

另外，现代医学研究证实，长期从事脑力劳动，大脑高度紧张的知识分子，易患心脑血管疾病和消化道溃疡病，这和中医学的"思虑损伤心脾"的理论是一致的。当然，"思"是广义上的，并不只是用脑思考才算，它还包括精神上的高度专注等。

因此，当我们"百思不得其解"时，最好就不要去"解"，而是放松自己，以免伤害自己。

怒能抑制思

怒能抑制思，就是说一个人如果思虑太多，用激怒的方法，可以使忧思之情得到缓解。在五行中，肝属木，在志为怒；脾属土，在志为思。肝木恰好能克脾土，也就是说怒气能抑制思虑。《吕氏春秋·至忠》中记载了一则故事。

齐王得了忧虑病，派人到宋国迎接文挚来治。

文挚看了齐王后，对太子说："齐王的病是可以治的，但是齐王的病治好了，必然要杀死我文挚。"

太子问："这是什么缘故呢？"

文挚说："不激怒齐王，这病是治不好的。而激怒了齐王，我就死定了。"

太子急得叩头恳求道："如果能治好父王的病，我和母亲拼死也要求父王不杀你，父王是相信我和母亲的，请先生不必顾虑。"

文挚说："那就好，我就把这条命送给齐王了。"文挚和太子约好看病时间，连续失约3次，齐王果然被激怒了。文挚终于来了，不脱鞋就上床，践踏齐王的衣服问病，气得齐王不搭理他，文挚更用粗话刺激齐王，齐王按捺不住了，翻身站起来大骂，病果然好了。

在日常生活中，我们也可借鉴这种方法，当朋友在忧思难解、不能自拔，如失恋、单相思等时，不妨想些让对方愤怒的行为和事情，说不定能让你的朋友早日摆脱痛苦呢！

按摩穴位，保健康

思伤脾，除了情志调节，还可以按摩脾经上的穴位来调理。

（1）隐白穴。在足大趾末节内侧，距趾甲角0.1寸。此穴是脾经的井穴，点按此穴能有效调动整条脾经的功能，对食欲不佳、腹胀、月经不调等症状治疗效果非常好。

（2）丰隆穴。该穴是胃经上的穴位，位于人体的小腿前外侧，外踝尖上8寸，条口穴外，距胫骨前缘二横指（中指）。可治疗高血压、神经衰弱、精神分裂症等。具体操作方法为将左（右）下肢平放在对侧膝关节上，用右（左）手中指的指尖放在丰隆穴上，拇指附在对侧，用力掐揉30秒。每日早晚各一次。

养生小贴士

判断脾虚小方法：看眼皮，如果眼皮耷拉下来了，双眼看上去没精神，说明脾虚；观察舌头，如果舌头颜色较淡，舌边出现齿痕，说明脾出现了问题。

忧：忧伤肺，喜能抑制忧

> 在志为忧。忧伤肺，喜胜忧。
>
> **注释：** 在情志的变动为忧。忧能伤肺，以喜抑制忧。

——《素问》

忧伤肺

忧，是指忧愁、苦闷、担心。轻者，愁眉苦脸，闷闷不乐，少言少语，忧郁寡欢，意志消沉，独坐叹息；重者，难以入眠，精神委顿或紧张，心中烦躁。如果过度悲泣，则悲泣之后会出现周身倦怠、气短乏力等肺气不足的症状，以致长期下去会严重损伤肺的功能，使肺气抑郁，耗散气阴，出现感冒、咳嗽等症状。

其实忧不仅伤肺，而仅对全身心的健康都有影响。俗话说，"多愁多病，越忧越病""忧愁烦恼，使人易老""愁一愁，白了头"。事实上正是如此，东周伍子胥，因无计闯过昭关，一夜之间愁白满头青发；唐代文学家柳宗元，才华出众，但由于遭到打击，长期被贬，沉闷、忧郁的贬谪生活，把柳宗元折磨得形容憔悴、体质虚弱，得了毒疮又患霍乱，47岁就含恨长逝了；还有我国古典名著《红楼梦》里的林黛玉，性情孤僻，多愁善感，稍有不适，就暗自哭泣流泪，最终忧伤而死。可见，忧是损害健康的重要因素。

喜能抑制悲

《素问》中说："在志为忧。忧伤肺，喜胜忧。"喜能抑制忧，这是一种利用使人愉悦的事物抑制过度悲伤的方法。通常利用智慧、幽默的语言、滑稽的表演来达到效果，比如听笑话、相声，看戏剧表演等。这种方法临床主要用于过度悲伤引起的恸哭、歇斯底里等症状。在五行中，心属火，在志为喜；肺属金，在志为忧。心火恰好能克肺金，也就是说喜能抑制忧。

在《古今医案按》里，一个人因父亲过世而悲伤不已，渐渐地发展为心痛，而且心下胃脘部出现了一个杯子大小的结块。名医张从正了解到详情后，学巫婆的样子胡言乱语、手足舞蹈。患者看到一代名医居然如此搞笑，禁不住哈哈大笑起来。一两天后，患者心下的结块就不见了。

可见，喜能拟制忧，能治病健身。一位哲人说过："一种美好的心情，比十服良药更能解除心理上的疲惫和痛处。"因此，当我们感到忧伤的时候，不妨给自己找点快乐的事情，改变一下心情，如看看喜剧等，都能缓解忧伤的情绪。

养肺方法

"笑"是最"便宜"且很有效的养肺方法。因为笑能使人的胸廓扩张、胸肌伸展、肺活量增大，能调节人体气机的升降，解除胸闷，消除疲劳等。在清晨锻炼时，如果能笑一笑，可以使肺吸入更多的清新空气，呼出废气，加快血液循环，从而达到心肺气血调和，以保持人的情绪稳定。笑可祛病健身，但必须要适度，否则会乐极生悲。

此外，经常摩擦鼻子的两侧能使鼻腔血流通畅，温度增高，从而可使吸进的空气变暖，使肺脏部免受冷空气的刺激，可免去咳嗽，预防感冒；摩擦鼻子的两侧还能增强局部气血的流通，达到津润鼻部皮肤、润肺养肺的作用。

滋阴润肺食疗

润肺的食物有很多，下面我们介绍两个疗效显著的润肺膏。

（1）川麦雪梨膏。取川贝母、细百合、款冬花各15克，麦门冬25克，雪梨1000克，蔗糖适量。将雪梨榨汁备用，梨渣同诸药水煎2次，每次2小时，二液合并，兑入梨汁，文火浓缩后放入蔗糖400克，煮沸即成。每次15克，每日2次，温开水冲饮或调入稀粥中服食，可清肺润喉、生津利咽。

（2）橘饼膏。取橘饼120克，南沙参、麦冬、天冬、花粉、枇杷叶（去毛）、甜杏仁、核桃、冰糖各250克，川贝母粉60克，白蜜3000克。将前八味药加水煎熬，共3次，去渣，合并煎液，浓缩，加入川贝母粉、冰糖、白蜜，煎透收膏。用瓷瓶收贮。每服15克，每日2次，白开水冲服，可养阴润肺，止咳化痰。

养生小贴士

百会穴在头顶正中线与两耳尖连线的交点处。百会穴是督脉上的穴位，每天用中指按揉百会穴，除了治疗或缓解无故哭泣外，还可以防治头痛、头晕、高血压、低血压、失眠等症状。

恐：恐伤肾，思能抑制恐

> 在志为恐。恐伤肾，思胜恐。
>
> **注释**：在情志的变动为恐。恐能伤肾，思能够抑制恐。

—— 《素问》

恐伤肾

恐，通常又称惊恐，是人体的一种正常应答反应，不会对机体构成危害。相反，正是因为有了惊恐反应，人们在遇到生命危险时才能及时逃避，避免机体及生命受到伤害。但是，如果过于惊恐，或者恐惧持续时间过长，超过了人体所能调节的程度，恐就会成为一种致病因素，对机体构成危害，严重者可因惊恐过度而丧命。

中医学认为，肾在志为恐。过恐容易伤肾，可导致肾气耗损，精气下陷，升降失调，出现大小便失禁、遗精、滑泄、堕胎早产等。《灵枢·本神》中说："恐惧不解则伤精，精伤而骨酸痿软，精时自下。"心为五脏六腑所主，为"君主之官"，因此过度惊恐也会损伤心，出现心悸怔忡，甚则精神错乱、惊厥等。正如《素问·举痛论》中所说："惊则心无所倚，神无所归，虑无所定。故气乱矣。"

在《三国演义》中《张翼德大闹长坂桥》一回里讲道，张飞一声喝退百万曹兵，如雄狮般怒吼，吓得曹操身边一员大将夏侯杰肝胆碎裂倒下马。

夏侯杰是曹操的同族侄子，深受曹操喜爱，征战时常常带在身边。他为人十分胆小，却依着曹操狐假虎威，在长坂坡之战中被张飞的怒吼吓得心惊胆战，跌下马而死。

思能抑制恐

《素问》中说："在志为恐。恐伤肾，思胜恐。"思能抑制恐，是一种用令人焦虑的事物抑制恐惧的方法，用于摆脱恐惧情绪的恢复治疗。在五行之中，恐由肾主，肾属水，思由脾主，脾属土，土能够克水，所以可用脾之志的"思"，来治疗肾之志的"恐"所致的疾病。

缓解恐惧情绪的几种方法

我们还可以用以下方法来消除恐惧。

（1）信念激励。心理学表明，信念对于主体的心理影响是非常巨大的，它构成激励人们前进的精神支柱。

（2）转移注意。要善于把注意的视点引向其他方面，想一想生活中愉悦的事情，思考一些健康有益的问题，以此来转移注意的方向。

（3）屡现刺激。让人反复接受恐惧的刺激，使其逐渐适应这种刺激，而不再惧怕。

（4）学习相关知识。人对有些景物产生恐惧心理，是与缺乏这方面知识，不明白"其理"有关，如打雷、闪电。当你知道这是自然界正常现象时，恐惧情绪就会缓解。

（5）直接动作。就是自己主动的、积极地去接触恐惧的东西，达到消除恐惧的方法，如害怕在人前讲话，那么就应该主动多在人前讲话。

养生小贴士

人类起病原因非常复杂，但其中有相当一部分是因情志所伤，俗话说："心病还得心药治。"七情平衡则人体脏腑功能协调，是预防疾病的重要保证，七情太过和不及都会导致疾病发生，而七情相胜又能治愈疾病。七情如能正确发挥，那就是"七帖良药"，反之就是"七帖毒药"。

《黄帝内经》中精神养生的重要观点

▼
▼
▼

> 是以圣人为无为之事，乐恬淡之能，从欲快志于虚无之守，故寿命无穷，与天地终，此圣人之治身也。
>
> **注释：**所以圣人不做勉强的事情，不胡思乱想，有乐观愉快的旨趣，常使心旷神怡，保持着宁静的生活，所以能够寿命无穷，尽享天年。这是圣人保养身体的方法。

—— 《素问》

情志是影响健康的一大因素，《黄帝内经》中对这一因素有着详细的论述，提出了以下情志养生的观点。

淡泊名利

《黄帝内经》中说："恬淡虚无，真气从之，精神内守，病安从来"。意思是心情要清净安闲，排除杂念妄想，以使真气顺畅，精神守持与内，这样，疾病就无从发生。

而要做到恬淡无虚，人生就要做到"六然"：一是自处超然，二是处世荡然，三是无事澄然，四是处事断然，五是得意淡然，六是失意泰然。

以恬愉为务

《黄帝内经》中说："内无思想之患，以恬愉为务，以自得为功，形体不敝，精神不散，亦可以百数。"意思是说，在内没有任何思想负担，以安静、愉快为目的，以悠然自得为满足，所以人的形体不益衰惫，精神不益耗散，寿命也可达到百岁左右。尤其是在"以恬愉为务"中，恬，安静也；愉，即愉快、乐观、开朗；务，任务。"以恬愉为务"，是说人们一定要以精神乐观为任务。

常知足

《黄帝内经》中说："美其食，任其服，乐其俗，高下不相慕，其民故曰朴。"意思是说，人们无论吃什么食物都觉得甘美，随便穿什么衣服也都感到满意，大家喜爱自己的风俗习尚，愉快地生活，社会地位无论高低，都不相倾慕，所以这些人称得上朴实无华。也就是说人要懂得知足。

知足其实讲的是心理健康，指对现实生活的适应和满足。知足常乐者，寿命自然长。我们要做到知足常乐首先要有良好的自控能力，其次是正确对待外界的诱惑，最后要懂得寻求内心的平衡。

但是，知足并不等于满足。人总是要有进取心的，对待事业要"不知足"，永远保持一颗进取的心；对待物质追求，应适可而止，不可有过分的贪念。只有这样，才能求得心理上的平衡和情绪上的稳定。

涵养道德

《黄帝内经》中说："嗜欲不能劳其目，淫邪不能惑其心。"意思是任何不正当的嗜欲都不会引起他们注目，任何淫乱邪僻的事物也都不能惑乱他们的心志。这句话是《黄帝内经》中关于道德修养的一条重要原则。

儒家创始人孔孟关于养生的说法很多，但集中到一点，就是要养心，而养心又需从日常做起，也就是平时要养德。孔子在《论语》中提出"仁者寿"。"仁者"是什么意思呢？孔子解释说："仁者，爱人。"这就是说待人要宽厚大度，要有高尚的道德修养。"大德必得其寿"，孔子在《中庸》中对此说得更加明确。

养生小贴士

调查发现，在遭遇强烈刺激、感情急剧波动后，在短时间内死亡的当事人中，59%死于个人不幸与巨大损失消息传来之后，34%死于面临危险或威胁的处境，7%死于狂喜之时。苏联一名外科专家观察发现，胜利者的伤口比失败者的伤口要愈合得快。这些都说明了情绪因素在疾病的发生、发展及预防方面起着重要的作用。

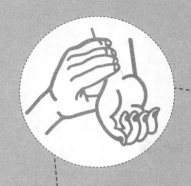

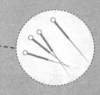

第八章
顺应环境,《黄帝内经》中的地域养生之道

　　《黄帝内经》中主张养生要因时、因地、因人而异，其中地理环境的差异也会给人体造成一定的影响。《黄帝内经》把中国地理依据五行分为东南西北中五方，每个方位因地理条件不同，其气候、物产以及人们的生活习惯也不同，从而生活在其中的人，易患的疾病和治疗方法也有所差别。本章主要讲的是五方位不同地域环境的人们的科学养生之道。

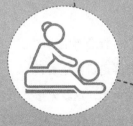

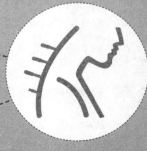

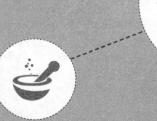

东部：控制海鲜摄入，主防止内热积聚

> 东方之域，天地之所始生也……故其民皆黑色疏理，其病皆为痈疡，其治宜砭石。故砭石者，亦从东方来。
>
> 注释：东方的天地始生之气，气候温和……所以该地的人们，大都皮肤色黑，肌理松疏，该地多发痈疡之类的疾病。对其治疗，大都宜用砭石刺法。因此，砭石的治病方法，也是从东方传来的。
>
> ——《素问》

《黄帝内经》中所讲的东方主要包括山东、浙江、江苏等沿海一带，其气候特点是偏于温和。这些地方的人们，海鲜是日常主要食品，而且为了保存这些海鲜食品，人们还经常腌制鱼类，这就无形中增加了盐分的摄入。东部地区，人们养生要注意以下几个方面。

控制海鲜摄入，防止内热积聚

从中医的角度来说，鱼肉如带鱼、鳝鱼等都属于温性食物，吃多了容易导致内火蓄积，这也就是人们常说的"鱼生火"。因此，内热偏盛及阴虚火旺体质者要少吃温性的鱼类。

从营养学的角度来看，鱼属于高蛋白质的食物，如果吃得过多，又较少食用富含维生素C的蔬菜、水果，会使体内胶原蛋白的合成出现问题，造成牙龈出血、黏膜出血等上火症状。但是这仅针对温性或热性的鱼类，诸如乌鱼、甲鱼、鳗鱼、鲤鱼等少部分平性或凉性的鱼类则不会引发上火。

《素问》中说："脾瘅……此人必数食甘美而多肥也，肥者令人内热，甘者令人中满，故其气上溢，转为消渴。"这句话的意思是，肥甘厚味可引起脾胃积热内蕴、气机壅滞不通、谷消液耗而致消渴病。因此，一定要控制海鲜的摄入量。

多食用蔬果谷物

上面已经讲过，吃过多鱼肉容易造成内热积聚，因此，东部地区的人们要控制海鲜的摄入，适当增加新鲜蔬菜、水果、谷物等食物的摄入，比如糙米、玉米、豆类、绿叶蔬菜、白菜、绿豆芽、黄瓜、芹菜、西红柿、梨、柿子、香蕉、猕猴桃、柚子、葡萄等。尤其是以下三种食物有很好的降火功效。

（1）西瓜。性凉，吃了不会引起"内火旺"、心烦，而且含有丰富钾盐，能弥补人体内钾盐的缺乏。但注意西瓜放入冰箱不要超过3个小时。

（2）柚子。果肉性寒，味甘、酸，有止咳平喘、清热化痰、健脾消食、解酒除烦的效果，另外果肉中含有非常丰富的维生素C以及类胰岛素等成分，因此有降血糖、降血脂、减肥、美肤、养容等功效。

（3）萝卜。对已经气郁上火甚至生痰的人来说，萝卜有很好的清热消痰作用。如果要比拼"降火"能力，青萝卜最佳，红皮白心萝卜次之。

注意食盐的摄入

东部地区的人们应注意食盐的摄入，要合理低盐，淡味饮食。

医学家普遍认为，多吃食盐容易患高血压、心肌梗死等疾病。医学家建议，每人每天吃盐量应从现在的20克左右降低到10克甚至5克以下，以减少一些疾病的发病率。专家称，有近50%的中老年人，每天盐的摄入量超过了世界卫生组织提出的6克的临界值。

盐食用过多，易导致血容量增加，对血管壁的侧压力增加，导致血压增高，还会导致血管硬化。另外，吃盐过多，让人产生口渴的感觉，需要喝大量的水来缓解，长期大量摄取盐会导致身体浮肿，同时还会增加肾脏的负担。

砭石是一种很好的养生保健工具

砭石有安神、调理气血、疏通经络的作用。砭石之所以可以用来治病，是由其自身的成分和物理特性决定的。砭石可以释放出对人体有益的远红外线和超声波脉冲，能够促进微循环，调理新陈代谢。用砭石在身上刮刮擦擦，就可健身防病，不仅操作方便，而且老少皆宜。

养生小贴士

　　食盐必须碘化的这一措施与地域差异有一定的关系。有些地区因为缺碘情况严重，容易患呆小症、地方性甲状腺肿及甲状腺癌等。因此，食盐碘化对于预防这些疾病有着重要的意义。

西部：因自然环境恶劣，多注意肝胆系统

> 西方者……其民华食而脂肥，故邪不能伤其形体，其病生于内，其治宜毒药。故毒药者，亦从西方来。
>
> **注释：** 西方地区……饮食都是鲜美酥酪骨肉之类，因此体肥，外邪不容易侵犯他们的形体，他们发病，大都属于内伤类疾病。对其治疗，宜用药物。所以药物疗法，是从西方传来的。
>
> ——《素问》

我国西部地区包括陕西、四川、云南、贵州、广西、甘肃、青海、宁夏、西藏、新疆、内蒙古、重庆等十二个省、自治区和直辖市。食物以牛羊肉居多，口味浓厚，辛辣的食物摄入较多。这里的人体格健壮、毛孔紧收、肌肤细腻，肺气强盛，阳郁难伸，大肠更是多受辛燥而功能不调。西部地区，人们的养生应注意以下几个方面。

多注意肝胆系统和心理卫生

我国西部地区，土地贫瘠、水源缺乏，风沙大，为了适应这种

恶劣的自然环境，西部地区的人御外的肺功能就会变得强大。西方属金，肺主金，金克木，因此，西部地区的人应注意自己的肝胆系统，包括肝经和胆经所循环而过的脑血管、眼睛、耳朵等。

另外，在日常生活当中还应该注意自己的心理卫生，及时疏解忧郁或者暴怒等不良的情绪。茶饮上可选择喝豆浆、菊花茶等。

1. 菊花茶

做法：泡饮菊花茶时，最好用透明的玻璃杯，每次放上四五粒，再用沸水冲泡2～3分钟即可。待水七八成热时，可看到茶水渐渐酿成微黄色。

功效：菊花味甘苦，性微寒；有散风清热、清肝明目和解毒消炎等作用；对口干、火旺、目涩，或由风、寒、湿引起的肢体疼痛、麻木等症状均有一定的疗效。

需要注意的是，菊花茶并不能够长期连续地服用，一般服用3～5天就需要停止。

2. 枸杞红枣茶

做法：冷水500毫升，红枣10粒（30克），冰糖1大匙，枸杞10克。冷水与红枣同时煮开后加入枸杞，再煮大约5分钟。加入冰糖，煮至溶化即可。

功效：枸杞可滋补肝肾、明目，润肺止渴，进而使人面色红润。红枣具有"补中益气、滋脾土、润心肺、生津液、悦颜色"的功效。

合理搭配饮食

我国西部的人们多吃牛羊肉和辛辣的食物，为了营养均衡，应合理搭配饮食，减少肉食的摄入，多吃一些新鲜的当季蔬菜和水果。在气候较干燥的时候，辛辣食物要少吃，而应多吃滋润的食物，如百合莲子粥，做法如下。

准备好莲子、百合、大米、大枣、枸杞、冰糖（根据个人口味适量）。做法：莲子去芯，清水洗净（如果不是新鲜莲子，莲子要提前用清水泡开，去芯）；百合去蒂，洗净（若非新鲜百合，要提前用清水泡软）；在锅中放适量清水，加入莲子武火煮至水沸；将大米放入至水沸，将火量调小，大枣与百合放入同煮，直至米花散开，放入枸杞，再焖10分钟左右即可（冰糖根据实际情况放）。

另外，以下两点需要特别注意。

第一，羊肉不能和红酒、醋、茶、西瓜、南瓜、浓茶一起搭配。

第二，牛肉不能和韭菜、田螺、栗子、白酒、橄榄、生姜、猪肉、鲶鱼、蜂蜜一起搭配。

养生小贴士

"一方水土养育一方人"说明人与地理环境之间有着必然的联系。举个例子，有的人从一个地方到另一个地方，就容易出现水土不服的情况，轻者头晕呕吐，重者腹泻不止，不能适应当地的环境生活。因此我们说地理环境的差异会给人造成一定的影响，所以我们要懂得如何进行科学养生。

南部：合理搭配饮食，预防手脚麻痹

> 南方者……其民嗜酸而食腐，故其民皆致理而赤色，其病挛痹，其治宜微针。故九针者，亦从南方来。
>
> **注释**：南方地区……该地的人们，喜欢吃酸类和腐熟的食品，其皮肤腠理致密而带红色，易发生筋脉拘急、麻木不仁等疾病。对其治疗，宜用微针针刺。所以九针的治病方法，是从南方传来的。
>
> ——《素问》

《黄帝内经》中指的四方人，与现在的四方略有不同，其中差别较大的是南方。古代南方是指湖北以南的地方，因此，《黄帝内经》中说南方人喜欢酸性以及腐熟的食物，和现在的广东人的饮食差别很大，这种饮食习惯一般指湖南一带的人。

南方地势低下，气候炎热，万物茂盛，阳气浮盛于外面不藏，所以该地水土薄弱。土主湿气，阳气藏于土下，则生气；阳气浮于土上，则生湿。因此，南方雾露笼聚。地理条件和饮食所致，这里的人易发生筋脉拘急或手脚麻痹等疾病。对于这些疾病，适合使用微针针刺来调节。南方地区，人们养生应注意以下几个方面。

合理搭配饮食，预防手脚麻痹

南方地区特别是湖南、湖北一带，现以食辣著称，这种饮食喜好能鼓动肾阳，温脾燥湿，调动先天阳气来补足气候所造成的阳气耗散的不足，有驱寒解表、防止风湿的作用。但过食辣椒会伤津耗液，使筋脉失养，出现手足痉挛或麻痹等情况。

《伤寒绪论》卷下："四肢为诸阳之本，寒邪客于经络之中，故使拘急不和也。有因发汗亡阳，津血内竭，不能营养筋脉而屈伸不便者；有阳气内衰，不能行于四末而拘急疼痛者。大抵有发热头痛，骨节疼而四肢拘急为表证；无身热头疼而倦卧不伸，四肢拘急者，为阴证。若汗下后，筋惕肉瞤而见拘急不仁者，则为气血虚弱也。"

因此，南方人的饮食应搭配一定的酸性或滋润生血的食物，收敛生津、滋养阴液，以防止这些疾病的出现。

综上所述，南方人宜选择的食物有：酸性食物有淀粉类；动物性食物，如牛肉、羊肉、猪肉、鱼肉等；甜食，如白砂糖；精制加工食品（如白面包等）；奶油类；豆类（如花生等）。

两广一带人的饮食搭配

两广一带的人，口味比较清淡，喜欢饮凉茶清热利湿，但是长时间喝凉茶容易导致体内虚寒，受天气影响，表现在外的是一派热象。因此，两广一带的人应该合理搭配饮食，减少饮凉茶，适量喝一些煲汤，煲汤材料应选有温阳补中作用的，如以下食材。

（1）红参。是人参的熟用品，有大补元气，复脉固脱，益气摄血的功效。

（2）高丽参。学术名称朝鲜参、别直参，有大补元气、生津安神等作用，适用于惊悸失眠者，体虚者，可预防心力衰竭、心源性休克等症状。

（3）杜仲。有补益肝肾、强筋壮骨、调理冲任、固经安胎的功效。

（4）何首乌。制首乌可补益精血、乌须发、强筋骨、补肝肾，是常见的中药材。

要避免外界寒、湿伤身

由于南部地区的气候特点，当地的人们要避免寒、湿邪伤害自己的身体。如果条件允许，可以在屋内放置一台除湿机，也可以在墙角处放置适量的干燥剂，都能够有效去除室内的湿气。另外，使用空调的时候也要注意，不能刚从外面炎热的环境中进入室内就打开空调吹凉风，这样容易使湿停于体内，和热或寒"勾结"，出现乏力、腿肿、腰酸、腰痛等亚健康的症状。

养生小贴士

南方雨水较多，雨后天气闷热潮湿易滋生螨虫，进而容易引起过敏。因此，要注意保持房间清洁无尘、经常通风换气，沙发、地毯等居家用品要经常除尘，被褥要勤洗、勤晒，尽量不要养宠物。

北部：腹部寒痛，使用艾灸来治疗

▼
▼
▼

> 北方者，天地所闭藏之域也……其民乐野处而乳食，藏寒生满病，其治宜灸芮。故灸芮者，亦从北方来。
>
> **注释：** 北方地区，自然气候如同冬天的闭藏气象，地形较高……该地的人们，喜好游牧生活，四野临时住宿，吃的是牛羊乳汁，因此内脏受寒，易生胀满的疾病。对其治疗，宜用艾火灸灼。所以艾火灸灼的治疗方法，是从北方传来的。
>
> ——《素问》

北方常出现冰天雪地的景象，地势很高，风寒凛冽。根据《黄帝内经》记载，北方多是游牧民族聚居的地方，现多指内蒙古大部分地区以及东北三省等，其生活多与畜牧有关，生活在北方的民族平时多饮牛奶，再加上天气寒冷，因此人们常患腹部寒痛、胀满等疾病。这种疾病因寒而生，非常适于进行热疗。因此，经过长期的经验积累，人们发明了灸法和熨热疗法。北部地区，人们养生应注意以下几个方面。

不要空腹摄入牛奶

由于牛奶中水占的比重较大，空腹喝牛奶，会把胃液稀释掉，这样不利于食物的消化和吸收；空腹时肠蠕动快，牛奶在胃肠通过也快，存留时间很短，其营养不易被肠胃吸收，还易导致消化不良和腹泻。因此，最好不要空腹喝牛奶。

喝牛奶时，一定要先吃一些食物，如面食类，这样可以使牛奶在胃肠中停留时间延长，有利于牛奶中营养成分的消化和吸收。

另外，喝热牛奶时要注意以下两点。

牛奶可以加热，但不要煮沸。因为煮沸后，会破坏牛奶里面的维生素以及会让钙形成磷酸钙沉淀，不利于被人体吸收。

热牛奶前，请不要将白糖和牛奶一同加热，这样会使牛奶中的赖氨基酸与糖在高温作用下发生反应，生成果糖基赖氨酸，这种物质不但不易被人体消化吸收，反而有害人体健康，所以应该等牛奶热好后不烫手时再加糖。

腹部寒痛，艾灸来治疗

艾灸最初是治疗寒症的，如《素问》中说："北方者……风寒冰冽，其民乐野处而乳食，藏寒生满病，其治宜灸焫。"唐代王冰注"火艾烧的，谓之灸焫"，用这种烧灼疗法治疗"藏寒生满病"是颇有疗效的，现在逐渐发展为治疗全身不同性质的多种疾病。

艾灸三个穴位，让小腹部更舒服。

关元、气海、足三里是人体保健要穴，每天艾灸一次，能调整和提高人体免疫机能，增强人的抗病能力。特别是女士，艾灸这三个穴位后，神清气爽，全身特别是小腹部十分舒畅。分组：第一组，关元、气海、左侧足三里；第二组，关元、气海、右侧足三里。

方法：选准穴位后，点燃药用艾条，对准第一组穴位，每穴悬灸10分钟，以各穴位皮肤潮红色为度。第二天用同样的方法悬灸第二组穴位。如此交替悬灸，连续三个月为一个疗程。休息一周，再继续第二个疗程。

食肉时可适当放置一些调味品

北方地区的人食肉时一般不习惯放入调味品，而调味品几乎都有温中暖胃的功效。食肉时配合这些调味品食用，不仅能促进脾胃功能，还能防止腹胀、泄泻等脾胃虚寒或运化无力导致的疾病。以下调味品是比较适合与肉搭配的。

（1）小茴香。味辛，性温，有散寒止痛、理气和胃的功效。盐小茴香有暖肾散寒止痛的功效。

（2）花椒。味辛、性热，有芳香健胃、温中散寒、除湿止痛、杀虫解毒、止痒解腥的功效。

（3）肉桂。有补元阳，暖脾胃，除积冷，通血脉的功效。

（4）姜。生姜在中医药学里具有发散、止呕、止咳等功效。

（5）胡椒。治寒痰食积、脘腹冷痛、反胃、呕吐清水、泄泻、冷痢等。

（6）蒜。主治脘腹冷痛、泄泻、百日咳、感冒、癣疮、蛇虫咬伤等。

养生小贴士

　　节气灸是常选配有补益强壮作用的腧穴，通常根据疾病性质和患者体质之阴阳寒热倾向，分别选择春分、秋分、夏至、冬至等时施用，能获得不错的防治效果。冬至时艾灸关元穴能满足"补必兼温"的特点，能温壮元阳，从根本上提升机体的抗病能力；春分时节艾灸曲池穴可以预防眼病；秋分艾灸足三里能强壮脾胃、预防胃肠病等。

中部：导引按跷，治疗四肢痿软、寒热

中央者，其地平以湿，天地所以生万物也众……故其病多痿厥寒热，其治宜导引按跷。故导引按跷者，亦从中央出也。

注释： 中央之地，地形平坦而多潮湿，物产丰富……这里发生的疾病，多是痿弱、厥逆、寒热等病，这些病的治疗，宜用导引按跷的方法。所以导引按跷的治法，是从中央地区推广出去的。

——《素问》

中部地区，就是古人所谓的中土、中原，包括现在的山西、河南、河北、山东、安徽等。中部地区地势平坦，土地肥沃，物产丰富，当地人们的食物种类较多，生活安逸，因此这个地区的人们发生的疾病多是由气血不通所致的四肢痿软、厥逆、寒热等。鉴于此，中部地区人们的养生应注意以下几个方面。

导引按跷

导引按跷，记载于《黄帝内经》之中的中国传统的五种治疗方法之一，是一种使用手指点按穴位的方法，可以达到治疗和保健的效果，具体运用推、拿、按、摩、揉、捏、点、拍、踩等各种形式，以达到疏通经络、推行气血、扶伤止痛、祛邪扶正、调和阴阳的目的。

导引是修炼者以自力引动肢体所做的俯仰屈伸运动（常和行气、按摩等相配合），与现代的柔软体操以及气功相近似，属气功中之动功。导引重在"摇肢体，动肢节"。按跷其实和导引差不多，也属于动功，是推拿的古称。

因此，在平时生活和工作中，可以随时揉揉捏捏、按摩推拿，这样可以达到有病治病、无病强身的作用。

多加强体育锻炼

中部地区的人多生活安逸，食物丰富，气血充足，却循行不畅，身体各部分得不到充分的滋养，就会出现肌肉萎缩、筋骨无力等现象。因此，这个地区的人养生应多加强锻炼。

太极拳是中华民族文化的瑰宝，是目前最为流行的一种传统中医养生防病之术，其动作舒展轻柔、形气和随，养生效果尤佳。太极拳强调意识、呼吸、动作密切结合，"以意领气，以气运身"，融武术、气功、导引于一体，可调理阴阳气血，保持旺盛的生命力。

五禽戏是一种动静兼备、外动内静、动中求静、刚柔并济、内外兼练的养生功法。五禽戏分别指虎戏、熊戏、鹿戏、鸟戏、猿戏，每种动作都是模仿一种动物的动作。

预防"富贵病"的注意事项

《黄帝内经》中说："膏粱之变，足生大丁。"意思是长期进食肥甘厚味的食物，超出脾胃的运化范围，这些食物就容易在人体内生热、生变。

"富贵病"，是人们进入现代文明社会，生活富裕后，吃得好、吃得精，营养过剩，活动量减少，从而产生的非传染性的流行病，如：便秘、肥胖、肠道癌、高血脂、动脉粥样硬化、冠心病、糖尿病等。

预防"富贵病"要注意的方面有：杜绝烟、酒，告别不良嗜好；养成良好的饮食习惯，多吃低盐、低糖、低脂肪食物，多吃新鲜蔬菜和水果，并且吃饭吃到"七分饱""八分饱"为好；减慢紧张的生活节奏，调整生活、工作方式，做到张弛有度、劳逸结合；积极参加体育锻炼，以提高身体素质，抵抗疾病侵袭；定期体检，有效防治富贵病的发生。

养生小贴士

高血压患者可常按摩足部的涌泉穴和太冲穴。涌泉穴可补肾益精，补充肾阴之不足。水生木，肾阴充足，则肝阴不衰，阴能涵阳。太冲穴是肝经上的原穴，能调节肝气，按摩此穴，可使上逆的肝气下降，恢复正常，左升而右降，则血压自然也就可以恢复正常了。

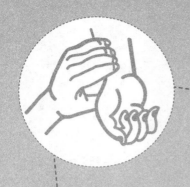

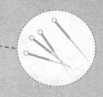

第九章

对症而养,《黄帝内经》中的日常保健小妙招

  中医博大精深,对于各种病症的预防和治疗方法都有很多具体的记载,对于各种食物、药物还有日常起居等都能够合理用于养生。本章主要为大家介绍治疗一些病症的日常保健方法和妙招,比如如何治疗小腿抽筋,如何防治口腔溃疡,如何祛除黑头,等等。

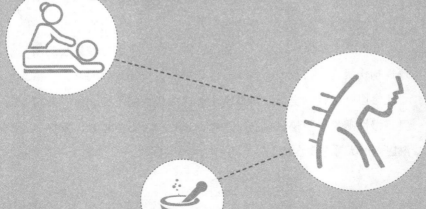

防治口腔溃疡有方法

▼
▼

> 岁金不及，炎火乃行，生气乃用，长气专胜，庶物以茂，燥烁以行，上应荧惑星……上应辰星，丹谷不成，民病口疮，甚则心痛。
>
> **注释**：金运不及，火气与木气就相应地旺盛，长夏之气专胜，所以万物因而茂盛，干燥烁热，在天上应火星光明……在天上应水星光明、火星失明，在谷类应红色之谷不能成熟。人们多病口腔生疮，甚至心痛。

——《素问》

　　口腔溃疡俗称"口疮"，是一种常见的发生于口腔黏膜的溃疡性损伤病症。口腔溃疡发作时疼痛剧烈，局部灼痛明显，严重者还会影响饮食、说话，对日常生活造成极大的不便，可并发口臭、慢性咽炎、便秘、头痛、头晕、恶心、乏力、烦躁、发热、淋巴结肿大等全身症状。

患口腔溃疡的原因

患口腔溃疡的原因比较复杂，大致可以归纳为以下几种。

（1）缺乏营养、贫血。此外，喜欢吃辛辣、刺激性食物，爱吃酸或偏食的人也容易被口腔溃疡缠上。

（2）免疫紊乱。任何会引起免疫功能紊乱的因素，都有可能诱发口腔溃疡。

（3）精神压力大。如果长期感到压力大、精神紧张、情绪波动大，经常有疲劳感，睡眠总是不足，也会导致溃疡。

（4）吃食物时不小心咬破了口腔黏膜，或使用粗糙的假牙套、牙刷等，都有可能成为诱因。

（5）遗传因素。遗传的概率为35%～40%。

（6）内分泌改变。比如，女性在月经的前后，更年期妇女等，口腔溃疡更容易反复。

饮食调养

水果不仅可以起到防治疾病的效果，还可以起到美容养颜的作用。对于那些有口腔溃疡的人，适量地吃些水果，能有所缓解。

（1）苹果。苹果含有大量维生素，可以让身体里的营养需求得到补充。

（2）桃子。桃子里面含有维生素B族等非常多的营养元素，不仅可以很好地促进口腔溃疡的愈合，而且还可以起到延缓衰老的效果。

（3）柿子。柿子不但对口腔溃疡的治疗有很大的疗效，对于口腔溃疡的预防也有一定的作用。

另外，要多吃些健脾利湿的食物，尤其是富含维生素B族和核黄素的黄色食物，如胡萝卜、板栗、黄色彩椒、南瓜等。还可以多吃些绿叶菜和五谷杂粮，这些食物都富含维生素B族，如果用玉米或莲子、山药、绿豆、红豆等做粥，或是用冬瓜做汤，健脾利湿的效果会更好。火气比较大的人，还可以喝些鲜藕萝卜饮、淡竹叶茶、菊花茶、莲子心茶等。

预防口腔溃疡的注意事项

中医讲究未先防，口腔溃疡同样要注意日常防范，具体可以从以下几点做起。

（1）要注意口腔卫生，避免损伤口腔黏膜，坚持早晚刷牙、饭后漱口，保持口腔卫生。

（2）保证充足的睡眠时间，避免过度疲劳等。长期睡眠不足、劳累过度是口疮反复发作的常见诱因，这些不当行为会耗伤人体阴血，阴虚则火旺，常会从口腔黏膜上"出火"引起口疮。

（3）保持心情舒畅、乐观开朗，避免因烦躁而上火。情绪不好的人应善于自解烦恼，宽容待人，与人和睦共处，保持乐观的生活态度。

（4）在戒烟限酒的同时还要在饮食上注意营养均衡。有效治疗胃肠道疾病常是解决复发性口疮的有效途径。

养生小贴士

　　蜂蜜可治疗口腔溃疡。方法是晚饭后，用温开水漱净口腔，用一勺蜂蜜（最好原汁蜂蜜），敷在溃疡面处，含1～2分钟，再咽下，重复2～3次。第二天疼痛即减轻，再连续治疗两天，基本痊愈。需要注意的是：要少吃刺激性调味品；不吃过烫的食物；每次进食后，用放了少许食盐的温开水漱口。

告别腰痛，中医调养有绝招

▼
▼

> 腰者，肾之府，转摇不能，肾将惫矣。
>
> **注释**：肾位居于腰，故腰为肾之府，若见到不能转侧摇动，是肾气将
> 要衰惫。

——《素问》

腰痛是指腰部一侧或两侧或正中等处发生疼痛之症，既是多种疾病的一个症状，又可作为独立的疾病，现代医学称之为肾病、风湿病、类风湿病、腰肌劳损、脊椎及外伤、妇科病等疾患。

引起腰痛的原因

腰痛是一个症状，引起腰痛的原因是多方面的，也是比较复杂的。引起腰痛的原因主要有以下几点。

（1）肾亏体虚。《素问》中说："腰者，肾之府，转摇不能，肾将惫矣。"首先提出了肾与腰部疾病的关系密切。腰为肾之外府，为肾之精气所灌注之处。肾主骨生髓，故肾之精气充足与否，多影

响腰部。腰部为人身之重要关节，故肾精亏虚，不能充养于腰部，多可见腰部活动不利而疼痛，转侧不能等症。

（2）感受湿寒。长久居住在冷湿的地方，或涉水冒雨，劳汗当风，衣着湿冷，都可能受湿寒之邪。寒邪凝滞收引，湿邪黏聚不化，导致腰腿经脉受阻，气血运行不畅，因而发生腰痛。

（3）感受湿热。岁气湿热行令，或长夏之际，湿热交蒸，或寒湿蕴积日久，郁而化热，转为湿热。人感此邪，阻遏经脉，引起腰痛。

（4）气滞血瘀。跌仆导致的外伤，损伤经脉气血，或因久病，气血运行不畅，或体位不正，腰部用力不当，屏气闪挫，导致经络气血阴滞不通，均可使瘀血留在腰部而产生疼痛。

穴位按摩，缓解腰痛

按摩是传统中医爱用的治病方法，对于腰痛，按摩相关的穴位效果显著，比如以下几个穴位。

（1）养老穴。以手掌面向胸，尺骨茎突桡侧骨缝凹陷中，在尺骨背面，尺骨茎突上方，尺侧腕伸肌腱和小指固有伸肌腱之间。腰痛的时候按摩此穴位，可以立即起到缓解的作用，经常按就能疏通经络达到止痛缓解的作用。

（2）肾腧穴。在第二腰椎棘突旁开1.5寸处。肾内有寒，腰则酸痛，而肾腧穴是肾的门户，寒气主要从这里进入体内，按摩此穴可以排除寒气，从而达到缓解腰痛的目的。

（3）腰眼穴。在腰部，当第4腰椎棘突下，旁开约3.5寸凹陷中。

此穴对急性腰腿痛有奇效，每天按揉、搓热对腰和肾都有好处。

（4）委中穴。中医讲腰腿委中求。委中穴在腿上，属于膀胱经，对提升阳气，治疗腰腿疾病效果显著。

腰痛的预防与调摄

要避免腰痛的发生，就必须在日常生活中注意预防以及对腰部的保养，具体应做到以下几方面。

（1）学会放松，减少紧张的情绪。因为紧张的情绪会使血液中的激素增多，促使腰间盘肿大而导致腰疼，因此合理安排工作和休息，保持愉快的心情对防止腰疼有很大的帮助。

（2）避免寒湿、湿热的侵袭。尽量不要在阴冷潮湿的环境下生活、工作；不要坐卧湿地，不要冒雨涉水；劳作出汗后要及时擦拭身体、更换干衣服，或饮姜汤水驱散风寒。

（3）腰部用力应适当。不可强力举重，不可负重久行，坐、卧、行走保持正确姿势，若需做腰部用力或弯曲的工作时，应定时做松弛腰部肌肉的体操。

（4）合理饮食，多食补气血的食物，忌食酸辣等刺激性及煎炸的食物。

（5）若体型已发胖，则要实行科学减肥。因为肥胖会给脊椎带来过大的负荷，同时由于腹肌松弛而不能起到对脊椎的支撑作用，会迫使脊椎发生变形。

（6）注意避免跌、仆、闪、挫等。

（7）劳逸适度，节制房事，避免肾精亏损，肾阳虚败。

　　几种有益腰部的拉伸操：双腿盘到椅子上，保持正坐的姿势，拉伸背肌，双手向后交握后拉伸，做扩胸操；保持坐姿，将双脚伸直，做身体前屈运动；保持盘腿姿势，先将右腿伸直，身体前屈，两手尽量去触碰右脚尖，坚持10～20秒；换左腿伸直，继续身体前屈，两手尝试碰触左脚尖，坚持10～20秒。相同的方式可交换做2～3次。

巧用妙招治疗肩周炎

▼
▼

> 寒气客于脉外则脉寒，脉寒则缩蜷，缩蜷则脉绌急，绌急则外引小络，故卒然而痛，得炅则痛立止；因重中于寒，则痛久矣。
>
> **注释：** 寒邪侵袭于脉外，则经脉受寒，经脉受寒则经脉收缩不伸，收缩不伸则屈曲牵急，因而牵引在外的细小脉络，内外引急，故突然发生疼痛，如果得到热气，则疼痛立刻停止。假如再次感受寒邪，卫阳受损就会久痛不止。

—— **《素问》**

　　肩周炎，顾名思义，就是肩关节周围炎症，这是现代西医的命名，因该病好发于五十岁左右的患者，故又名"五十肩"。肩周炎发病已经不是中老年人的"专利"，近年来肩周炎发病人群呈现出年轻化的趋势，主要患病人群为办公室白领。这主要是由于他们长期对着电脑，没有养成良好的坐姿以及生活习惯，肩膀长期处于一种紧绷状态得不到有效的放松，肩部肌肉劳损导致肩周炎的发生。

肩周炎的症状表现

肩周炎的症状表现有如下几点。

（1）肩部疼痛。患病初期会出现阵发性疼痛，后期加重出现钝痛或刀割样痛感。

（2）关节活动受限。患者肩部有僵硬感，做外展、上举等动作时明显不自然。

（3）惧寒压痛感。患者对外部环境变化敏感，肩部害怕寒冷，同时关节周围组织有着明显的压痛感。

肩周炎患者忌吃的食物

饮食对肩周炎患者也有很大的影响，尤其要注意以下禁忌。

（1）忌吃寒凉食物。不要吃寒性冰凉的食物，如绿豆、冬瓜等，也不要吃冰冻的果汁、雪糕等，这些食物对肩周炎的康复非常不利。

（2）不要吃用铁锅炒的菜。因为人体内较多的铁元素可与蛋白质结合形成一种物质，这种物质再与铁分子结合，可形成铁蛋白蓄积于关节的关节间液之中。每一个铁蛋白分子含有4500个铁原子，如再与铁结合就达到饱和，饱和的铁蛋白具有毒性，它和游离的铁能促使关节炎的发作。

（3）忌吃肥腻食物。肩周炎属中医的"痹症"范畴。中医认为，痹症主要是由于体内气血瘀阻不畅所致，而高脂厚味的食物容易影响脾的运化而生湿。湿属阴邪，易加重气血痹阻。

（4）忌吃海产品、辛辣食物。海产品中含有一定的尿酸，这些尿酸被身体吸收后，会在关节中形成尿酸盐结晶，使关节炎的病情加重。所以，肩周炎患者不要吃辛辣的食物。

缓解肩周炎的四个动作

患者在锻炼时，要先轻后重、先慢后快，以酸胀稍痛为度。至于做法的前后顺序、姿势，每次做几下，每日做几次，可根据个人当时的具体情况灵活掌握。

（1）爬爬墙。正面趴在一堵空墙上，双臂紧贴墙上，手指带动手臂逐渐向上做爬墙的动作。保持身体的稳定，尽量让双臂向上爬得高一些，直到手臂疼痛不能向上。

（2）耸耸肩。先做右肩的端肩动作（向上耸），再做左肩端肩动作，左右交替进行，每回做20次以上。

（3）搓搓背。患臂从背后下侧摸背，好臂从背后上侧去拉患臂。往往两臂难以互相摸到，这时可以用一条毛巾连接两臂，如同搓背一样。

（4）画画圈。一只手叉于腰部，另一只手臂画圈，也可两只手臂同时画圈。画圈时动作一定要缓慢深长。上下左右方向画圈或者前后方向都可以，顺时针、逆时针交替进行。

肩周炎患者的注意事项

睡觉时，不要露着肩部，也不要直吹空调、风扇，以避免风寒的侵袭；尽量少背单肩包，防止肩背部肌肉长期处于收缩状态，引起肩背酸痛；尽量不要提过重的物品，以防止肩部肌肉过于紧绷而发生痉挛现象；劳作时要适当地活动下肩部，缓解肩部肌肉的疲劳，防止肌肉组织发生疲劳性损伤，不利于病情的恢复。

养生小贴士

对于肩周炎的几种错误看法如下。①依赖止痛药。疼痛是暂时止住了，却治标不治本。②不断地锻炼就能治好。并不是锻炼得越多，效果就越好，锻炼要适度。③见好就收。当治疗出现良好的进展时，主动停止继续治疗，这样会使治疗前功尽弃。④疼痛小，不在意。时间越长，肩周炎可能会越严重，因此要尽早地治疗。

祛除黑头，从保护脾脏开始

▼
▼
▼

> 脾热病者鼻先赤。
>
> 注释：脾脏发生热病，鼻部先见赤色。

——《素问》

黑头又称黑头粉刺，主要是由皮脂、细胞屑和细菌组成的一种"栓"样物，阻塞在毛囊开口处而形成的，加上空气中的尘埃、污垢和氧化作用，使其接触空气的一头逐渐变黑，所以得了这么一个不太雅致的称号——"黑头"。

要想去黑头，先祛除脾湿

从五行看，脾胃属土，五方中与之相对的是中央，而鼻子为面部的中央，所以鼻为脾胃之外候。脾土怕湿，湿热太盛时就会在鼻子上有表现。所以要除黑头就要除脾湿，而除脾湿的最有效穴位就是阴陵泉穴和足三里穴。

（1）阴陵泉穴。属足太阴脾经，位于小腿内侧，胫骨内侧下缘与胫骨内侧缘之间的凹陷中。每天坚持按揉阴陵泉穴10分钟，就可以除脾湿。

（2）足三里穴。足即下肢，三里即三寸，穴在膝下3寸，故名足三里。对于足三里，要除脾湿最好运用艾灸法，因为艾灸的效果好，除脾湿的速度快。晚上睡觉前，用艾条灸两侧的足三里5分钟，只要长期坚持，就可以除脾湿，使黑头都消失。

治理黑头的天然方法

除了艾灸祛除脾的湿气，从而去除黑头之外，我们还可以运用日常的物品来直接消除黑头。

（1）盐加牛奶。最好用没有用过的食盐，每次用4～5滴牛奶兑盐，涂在黑头处，在盐半溶解状态下开始轻柔按摩；半分钟后用清水洗去，洗完之后不要再擦任何化妆品了。

（2）珍珠粉。首先在药店选购质量上乘的内服珍珠粉，然后取适量珍珠粉放入小碟中，加入适量清水将珍珠粉调成膏状，然后将粉均匀地涂在脸上；用面部按摩的手法在脸上按摩，直到脸上的珍珠粉变干，再用清水将脸洗干净就可以了。每周用两次，可有效去除老化的角质和黑头。

（3）米饭。将刚煮好的米饭凉至温热，再取适量揉成饭团，然后再用饭团对脸部皮肤进行按摩、摩擦。饭团温温的热度能打开毛孔，具有的黏性能将打开的毛孔内的黑头给粘出来。

（4）小苏打。首先将小苏打粉与纯净水按1∶10的比例溶解；然后洗干净脸，用化妆棉浸透小苏打水，敷在鼻子上，15分钟后用干燥化妆棉由上向下轻轻揉擦，就可以把黑头擦下来了。

（5）蛋清。先取一个鸡蛋，将蛋白和蛋黄分开，留用蛋白部分。将化妆棉撕成薄片，再将撕薄后的化妆棉浸入蛋白中，取出贴在鼻子上15分钟，等化妆棉干透后再慢慢撕下来。

（6）橄榄油。先把脸洗干净，把橄榄油往一只手心里倒几滴，然后用另一只手蘸上橄榄油涂在有黑头的地方，顺时针轻轻地揉20分钟，然后再清洁皮肤。

另外，需要注意的是，想把黑头清除而不想毛孔变大，不论用何种方法，事前最好先蒸一蒸面部，让毛孔自然张开，除了有助于排出毒素外，也有助于清洁。清除完黑头后，最好用冰冻蒸馏水或爽肤水敷于鼻子和T字部位，除了能镇静皮肤外，还可以收缩毛孔。

养生小贴士

有很多人喜欢用粉刺针将黑头按压出来，而对于鼻翼的部分，就用很大的力气去刮。殊不知，在这个过程中，粉刺针头部的力量是极大的，如此用外力将毛孔硬拉开，会让肌肤受伤，此时若不能即时恢复，则毛孔会越来越大，当然就越来越容易积累油脂而变成黑头了。

调治月经不调的妙招

▼
▼
▼

> 五藏之道，皆出于经隧，以行血气，血气不和，百病乃变化而生，是故守经隧焉。
>
> **注释：** 五脏相互联系的道路都是经脉，通过经脉以运行血气，人若血气不和，就会变化而发生各种疾病。所以诊断和治疗均以经脉为依据。

———————————————— **《素问》**

月经不调是女性常见的妇科疾病。月经不调的症状是什么？月经提前、推迟，月经量多、量少，经间期痛经、闭经等，都是月经不调的症状。

月经不调的七大"真凶"

月经不调主要是内分泌紊乱导致的，在日常生活中，以下七大因素极易导致内分泌的紊乱。

（1）压力。处于生育年龄的女性，如果长期处于压力下，或心情压抑、生闷气，都会使内分泌紊乱导致月经不调。

（2）贪凉。如果女性经期受寒，就会容易使盆腔内的血管收缩，从而导致卵巢功能紊乱，可引起月经量过少，甚至闭经。

（3）滥用药物。滥用或经常大量使用抗生素，会伤害人自身的抵抗力，导致机体功能障碍，对女性而言可致月经失调、不排卵、闭经。

（4）吸烟。烟草中的尼古丁能降低性激素的分泌量，从而干扰与月经有关的生理过程，引起月经不调。

（5）便秘。长时间反复便秘可能会引起女性腰痛、月经紊乱。

（6）电磁波。各种家用电器和电子设备在使用过程中都会产生不同的电磁波，这些电磁波长期作用于人体会对女性的内分泌和生殖机能产生不好的影响，导致内分泌紊乱，月经失调。

（7）作息不规律。由于生活或工作的影响，有些女性经常熬夜，或者作息时间颠倒，这种不良的作息习惯很容易导致内分泌失常，引发月经不调。

饮食调经原则

在饮食方面，要遵守以下几个原则。

（1）饮食要清淡，这样有助于消化和吸收，切忌食用辛辣刺激的食物。

（2）食用优质的蛋白质，其含有人体必需的各种氨基酸，以此来补充经期所流失的营养素。

（3）避免食用寒性食物。因为寒性食物不利于消化，并且还会损伤人体的阳气，导致血液流通不畅，容易引发月经不调。

（4）食用高纤维食物。高纤维食物主要包括新鲜的水果、蔬菜、燕麦等高纤维食物，这类食物具有润肠道、改善便秘的功效，对于月经的调节也有一定的好处。

接下来为大家介绍一种调经粥——益母草汁粥。

准备鲜益母草汁10克，鲜生地黄汁、鲜藕汁各40克，生姜汁、蜂蜜各适量，大米100克。将大米煮粥，待米熟时，加入以上食料，煮成稀粥即成。主要功效是滋阴养血、调经消瘀、解渴除烦。

治疗月经不调的穴位按摩法

《素问》中说："血气不和，百病乃变化而生。"气血是人体后天之本，五脏六腑、骨骼经络乃至毛发皮肤都必须依赖气血的推动。月经不调的根本原因在于气血不和。下面介绍治疗月经不调的几个穴位按摩。

（1）天枢穴。位于人体中腹部，肚脐向左右三指宽处。采用仰卧的姿势，缓缓吐气，同时用力按压2秒钟，反复做5次，然后用搓热的手掌按顺时针方向按揉腹部。

（2）关元穴。位于人体的下腹部，前正中线上，脐下3寸处。一面缓缓吐气，用力按压2秒钟，反复做5次，并以同样次数按压左右。

（3）血海穴。位于人体的大腿内侧，从膝盖骨内侧的上角，上面约三指，筋肉的沟，一按就感觉到痛的地方，就是血海穴。一边呼气，一边用拇指罗纹面依次点按同侧血海穴49次。

（4）内关穴。位于前臂掌侧，在曲泽与大陵的连线上，腕横纹上2寸，掌长肌腱与桡侧腕屈肌腱之间。一面缓缓吐气，用力按压2秒钟，反复做5次，并以同样次数按压左右。

养生小贴士

如果女性长时间月经不调，皮肤就会松弛，变得粗糙、晦暗无光，还会出现色斑、毛孔粗大、痤疮等现象，这些对女人来讲都是"致命伤"。所以，为了不让自己过早变成"黄脸婆"，一定要找准方法，争取早日摆脱月经不调的困扰。

巧妙治疗小腿抽筋

▼
▼

> 肺主身之皮毛，心主身之血脉，肝主身之筋膜，脾主身之肌肉，肾主身之骨髓……肝气热，则胆泄口苦，筋膜干，筋膜干则筋急而挛，发为筋痿。
>
> **注释：** 肺主全身皮毛，心主全身血脉，肝主全身筋膜，脾主全身肌肉，肾主全身骨髓……肝脏有热，可使胆汁外溢而口苦，筋膜失养而干枯，以至筋脉挛缩拘急，变生筋痿。

—— 《素问》

抽筋的学名叫肌肉痉挛，是一种肌肉自发的强直性收缩。发生在小腿和脚趾的肌肉痉挛最常见，发作时疼痛难忍，尤其是半夜抽筋，往往能把人痛醒，好长时间不能止痛，且影响睡眠。腿抽筋是最常见的小腿肌肉痉挛，表现为小腿肌肉突然变得很硬，疼痛难忍，可持续几秒到数十秒钟之久。

引发小腿抽筋的原因

引发小腿抽筋的原因有以下几点。

（1）寒冷刺激。比如，游泳水温较低，容易引起腿抽筋；半夜睡觉没盖好被子，小腿肌肉受寒冷刺激，会痉挛得让人疼醒。

（2）疲劳过度。当小腿疲劳到一定程度时，就会发生痉挛。比如，长途旅行、爬山后，小腿疲劳容易抽筋。

（3）肌肉连续收缩过快。剧烈运动时，腿部肌肉收缩过快，放松的时间太短，局部代谢产物乳酸增多，肌肉的收缩与放松难以协调，从而引起小腿肌肉痉挛。

（4）缺钙。在肌肉收缩的过程中，钙离子起着重要作用。当血液中钙离子浓度太低时，肌肉容易因兴奋而痉挛。

（5）睡眠姿势不好。比如长时间俯卧，使脚面抵在床上，迫使小腿肌肉长时间处于绝对放松状态，引起肌肉"被动挛缩"。

（6）怀孕时。怀孕的女性体重增加，小腿的肌肉经常处于疲劳状态，另外，孕妇要把一部分钙供给胎儿，对钙的需求量增加。因此缺钙时，神经、肌肉的兴奋性增加，就容易出现小腿抽筋。

（7）出汗过多。运动时间长、运动量大、出汗多，又没有及时补充盐分，体内液体和电解质大量丢失，代谢废物堆积，肌肉局部的血液循环不好，也容易发生痉挛。

缓解小腿抽筋的穴位按摩

按摩是缓解疼痛的有效方法，对于小腿抽筋，我们可以按摩以下穴位来缓解。

（1）委中穴。将健肢一侧的手中指指尖放在患肢的委中穴上，拇指放在髌骨上方，适当用力揉按0.5～1分钟。能起到活血消肿、通络止痛的功效。

（2）阳陵泉穴。将大拇指指腹放在同侧患肢阳陵泉穴上，其余四指附于腿肚处，适当用力按揉0.5～1分钟。能起到疏肝利胆、解痉止痛的功效。

（3）条口穴。在小腿前外侧，犊鼻下8寸，距胫骨前缘一横指（中指），犊鼻与解溪连线上。将患肢平放在健肢膝上，用健肢一侧手中指指腹放在条口穴上，适当用力按揉30～60秒。能起到疏通经络、缓痉止痛的功效。

（4）承山穴。用拇指指尖放在患侧承山穴上，适当用力掐压0.5～1分钟。能起到通经活络、柔筋缓痉的功效。

（5）合谷穴和人中穴。掐压两个穴位各20～30秒钟之后，疼痛即会缓解，肌肉会松弛，若再配用热手巾按揉，效果会更好。

饮食调节应注意补充钙质和水分

除了穴位按摩之外，经常抽筋的人还应该注意饮食，尤其要注意以下两个方面。

（1）合理补钙。缺钙容易引发小腿抽筋，因此，要多吃一些含钙多的食物，如虾米、虾皮、乳类及其制品、绿色蔬菜、海带、芝麻酱、骨汤等。需要注意的是，要少吃腌制、加工的食物，因为这些食物中的磷会阻止钙沉积到骨骼中去。

（2）大量饮水。应该饮用多少水取决于活动量和所食用的食物。如果平时活动量大，需要补充液体以避免脱水，但是不要过量。过量液体能稀释血液中钠的浓度，这样可能导致各种问题，包括肌肉抽筋。

养生小贴士

小腿抽筋一招应急解决：只要"反其道而行之"，即朝其作用力相反的方向扳脚趾并坚持1~2分钟以上即可。具体来说，如果是小腿后面的肌肉抽筋，可一方面扳脚使脚板翘起，另一方面尽量伸直膝关节；当小腿前面的肌肉抽筋时，可压住脚板并用力扳屈脚趾。注意腿抽筋的时候，千万不要把腿再弯起来，或者是圈起来，否则就会让抽筋的地方更疼。

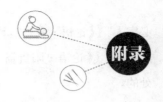

古代著名养生家及养生思想

一、孔子的养生思想

孔子是我国春秋战国时期著名的思想家、教育家，儒学的创立者，被后人尊称为"圣人"。他宣扬"仁、义、礼、乐"，以"仁爱"为立身之本，"中庸"为行为之则，更以"修身、齐家、治国、平天下"为己任。孔子在养生方面虽然没有专门的著作，但其言行举止很多都透露出他在养生方面颇有研究。他提倡的修身养心、动静结合、身体力行，对我国的健身养生有着重要的借鉴价值。

1. 饮食有节

孔子在养生方面对饮食也非常讲究"养生有节，寒暑适，则身利而寿命益"（《管子·形势解》）。孔子提倡"食无求饱""食不厌精，脍不厌细"（《论语·乡党篇》），认为饮食不应过量，即使是鱼肉丰富，也不能暴饮暴食，否则，肥甘之品易于上心脾。酒对人有利有弊，因而孔子提出了一个"度"，"酒适量，可益人；酒过量，

必害人"(《论语·乡党篇》)。他还认为一个人如果"饱食终日，无
所用心"(《论语·阳货篇》)，即吃饱了不运动，对身体是没有好
处的。

2. 起居有常

孔子认为，有规律的作息对健康有很大益处。在《孔子家语·五
仪》中曰："夫寝处不时，饮食不节，逸劳过度者，疾共杀之。"
在《论语·乡党篇》中又曰："食不言，寝不语。"睡觉时应该静
心而养神，如此才能有好的睡眠质量。孔子连对睡觉的姿势也很讲
究，他要求"寝不尸"(《论语·乡党篇》)，睡觉应采用侧卧而非仰
卧，正如俗语所言"卧如弓"。现代医学表明，向右侧卧的睡眠姿
势可以减少对心脏的压力，对延年益寿是很有益处的。

3. 心理健康

孔子十分注重内心的调和，尽量保持一种快乐的心境，认为不
论遇到什么挫折、磨难，都应该保持一颗平常的心、豁达的心。他
常说："君子坦荡荡，小人长戚戚(《论语·述而篇》)"。孔子虽多
才多艺，四处游历，却怀才不遇，而他仍然以平常心对待，到了
晚年也依然四处宣传自己的主张，这和他豁达乐观的心态是密切
相关的。故《论语·述而篇》中言："子之燕居，申申如也，夭夭
如也。""饭疏食，饮水，曲肱而枕之，乐亦在其中矣。不义而富且
贵，于我如浮云。"

二、老子的养生思想

老子，姓李，名耳，字伯阳，春秋时期伟大的思想家、养生

家。其著作《道德经》被后世奉为道家经典。《道德经》共八十一章，五千言。从医学角度来看，其中不少养生的观点，对中国传统医学产生了深远的影响。《黄帝内经》所论的养生之道，多是对老子学说的发挥，所以称"黄老之学"。

《道德经》涉及的养生观点主要有以下几点。

1. 顺乎自然，祛病延年

老子说："人法地，地法天，天法道，道法自然。"老子认为，自然界是人类生命的源泉，人要维持生命活动，必须顺乎自然，适应自然的变化规律。

2. 少私寡欲，怡淡为上

老子要求少私念，去贪心，知足常乐。认为追逐荣利、嗜欲无穷是招灾惹祸之源，伤身损寿之根。

3. 静气致柔，以静为正

老子认为，柔和之气是人体最富生机之气，就像出生婴儿生机盎然，朝气蓬勃，是有利于人体的真元之气。被后世医家称为"元气"，指导着养生理论演化成以柔克刚、以静制动的道家气功基础。

两千多年来，老子的顺乎自然、怡淡寡欲、静养柔气的养生观点，不仅一直成为道家养生的指导思想，而且被我国传统医学接受，后经历代医家和养生学家的不断补充、提高，逐渐发展成为我国独特的中医养生之道。

三、孙思邈"养生十三法"

"养生十三法",又名"聪明法",是药王孙思邈提出的。据说孙思邈幼时体弱多病,因而学医。他发明了"养生十三法"后经常用此法锻炼,相传活到141岁才仙逝。

1. 发常梳

将手掌互搓36下令掌心发热,然后由前额开始扫上去,经后脑扫回颈部。早晚各做10次。头部有很多重要的穴位。经常做这个动作,可以明目祛风,防止头痛、耳鸣、白发和脱发。

2. 目常运

(1)合眼,然后用力睁开眼,眼珠打圈,望向左、上、右、下四方;再合眼,然后用力睁开眼,眼珠打圈,望向右、上、左、下四方。重复3次。

(2)搓手36下,将发热的掌心敷在眼部。这动作可以强化眼睛功能,纠正近视和弱视。

3. 齿常叩

口微微合上,上下排牙齿互叩,无须太用力,但牙齿互叩时要发出声响。轻轻松松慢慢做36下。这动作可以通上下颚经络,帮助保持头脑清醒,加强肠胃吸收、防止蛀牙和牙骸骨退化。

4. 漱玉津(玉津即津液、口水)

(1)口微微合上,将舌头伸出牙齿外,由上面开始,向左慢慢转动,一共转12圈,然后将口水吞下去。之后再由上面开始,反方向再做一下。

238

（2）口微微合上，这次舌头不在牙齿外边，而在口腔里，围绕上下颚转动。左转12圈后吞口水，然后再反方向做一次。吞口水时，尽量想象将口水带到下丹田。

从现代科学的角度分析，口水含有大量酵素，能调和荷尔蒙分泌，因此经常做这个动作，可以强健肠胃，延年益寿。

5. 耳常鼓

（1）手掌掩双耳，用力向内压，然后放手，应该有"扑"的一声。重复做10下。

（2）双掌掩耳，将耳朵反折，双手食指压住中指，以食指用力弹后脑风池穴10下，"扑扑"有声。这个动作每天临睡前后做，可以增强记忆和听觉。

6. 面常洗

（1）搓手36下，暖手以后上下扫面。

（2）暖手后双手同时向外圈。

这个动作经常做，可以令脸色红润有光泽，同时不会有皱纹。

7. 头常摇

双手叉腰，闭目，垂下头，缓缓向右扭动，直至恢复原位为1次，共做6次。反方面重复。这个动作经常做可以令头脑灵活，防止颈椎增生。不过，注意要慢慢做，否则会头晕。

8. 腰常摆

身体和双手有韵律地摆动。当身体扭向左时，右手在前，左手在后，在前的右手轻轻拍打小腹，在后的左手轻轻拍打"命门"穴位。反方向重复。最少做50下，做够100下更好。这个动作可以强化肠胃、固肾气，防止消化不良、胃痛、腰痛。

9. 腹常揉

搓手36下，手暖后两手交叉，围绕肚脐顺时针方向揉，当自己的身体是一个时钟。揉的范围由小到大，做36下。这个动作可以帮助消化、吸收、消除腹部鼓胀。

10. 摄谷道（即提肛）

吸气时提肛，即将肛门的肌肉收紧；闭气，维持数秒，直至不能忍受，然后呼气放松。这个动作无论何时都可以练习。最好是每天早晚各做20～30下。相传这个动作是十全老人乾隆最得意的养生功法。

11. 膝常扭

双脚并排，膝部紧贴，人微微下蹲，双手按膝，向左右扭动，各做20下。这个动作可以强化膝头关节，所谓"人老腿先老、肾亏膝先软"，要延年益寿，要由双脚做起。

12. 常散步

挺直胸膛，轻松地散步。最好心无杂念，尽情欣赏沿途的景色。民间有个说法，"饭后走一走，活到九十九"。虽然有点夸张，不过，散步确实是有益的运动。

13. 脚常搓

（1）右手擦左脚，左手擦右脚。由脚跟向上至脚趾，再向下擦回脚跟为一下，共做36下。

（2）两手大拇指轮流擦脚心涌泉穴，共做100下。常做这个动作，可以治失眠、降血压、消除头痛。

脚底集中了全身器官的反射区。经常搓脚可以强化各器官，对身体有益。

四、苏东坡的养生之道

苏东坡，北宋著名文学家、书画家、词人、诗人、美食家，是中国历史上公认的文学艺术造诣最杰出的大家之一。同时他在养生上也很有研究。

1. "和""安"二字养生法

苏东坡才华横溢，好仗义执言，不善逢迎，因此得罪权贵。自他中年后，遭遇了人生的最大挫折，贬官而致流放。四起四落，坎坷一生。但他始终热爱生活，对人生抱着积极的态度，并善于在困难挫折之际乐观自处，且有养生法宝"和""安"二字。记载他与沈括合著的有关医药论述的《苏沈良方》中认为：养生中"和""安"二字最为重要。"和"即顺心，以顺和来适应外界事物的变化；"安"即静心，以减少外界的诱惑。

2. 动静结合养生法

苏东坡非常重视身体锻炼和心理卫生，强调要动静相结合，才能养生长寿。他主张动，"能逸而能劳"；亦主张静，"心平气和"。苏东坡对动做了分析，对于为什么达官贵人很容易生病，而平民百姓很健壮，他是这样认为的："夫风雨寒露，寒暑之变，此疾之所由生也。"贵人深居简出，行则坐轿，寒则厚衣，养之太过，所以易受寒暑；农夫小民，不问严寒酷暑，劳作于田间，劳动的锻炼使得他们祛病延年。正是因为他对动的重视，所以他经常登山，有"横看成岭侧成峰，远近高低各不同。不识庐山真面目，只缘身在此山中"的佳句为后人传诵。

在重视动的同时，苏东坡还推崇静。他认为一个人首先要心静，不要胡思乱想，自然就能心平气和。在《东坡养生集》中有记载，说他每天天刚亮，就立即起身，盘腿而坐，练习我国传统的保健功：先叩齿数十下，随后吐故纳新，待气满腹，再徐徐吐出。然后按摩涌泉穴、眼面及耳项，直至发热，最后梳发百余次。他的静坐养生法要求坐姿端正、头颈正直、下颏微收、含胸拔背、垂帘、全身放松，排除杂气，自然呼吸，守神静志，意守下丹田。这和现代的静坐要求一致，是一种良好的休息养生方法。

3. 适量饮酒

苏东坡对酒的养生作用也有一定的认识。他说："予饮酒终日，不过五合，天下之不能饮，无在予下者。"大意是说，酒只要饮得适量，是可以养生的。

苏东坡除了饮名酒之外，还经常精心酿制、饮用药酒，以祛病健体。在惠州，他用木桂、菌桂、牡桂之类的药材浸泡成桂酒，还在《桂酒颂》中博引历代本草和医学家关于"桂"药的药用功能的论述，确信常喝"桂"酒能"御瘴"。正是因为他与各种养生酒有不解之缘，所以他在"食无肉、病无药、居无室、出无友、冬无炭、夏无泉"的艰苦环境中，能免时疫、拒瘴伤。由此可见，酒确有通血络、温脾胃、润肌肤的养生之功。

4. 饮食养生法

宁可食无肉，不可居无竹。苏东坡主张少吃肉，说"甘腻肥浓"是"腐肠之药",并使人肥胖;认为用少量的肉与蔬菜同炒,吃了会使人不胖不瘦,保持健美体形。同时,他还认为环境优美、空气清新比吃肉更重要,从而主张在他住的周围要广植竹木。民间广为流传一首他饮食长寿的诗:"宁可食无肉,不可居无竹;无肉令人瘦,无竹令人俗。"

服姜可延年,麦田求野荠。苏东坡喜欢收集民间的延年益寿药方,其记载有一偏方,若坚持不断服用,会高寿而童颜。即:取生姜汁贮于器皿中,去掉上面的清黄液,将沉积在下面的白而浓的部分阴干为"姜乳"。用此姜乳同蒸饼或米饭相合,做成梧桐样丸药,每天用白酒或米汤送服十粒。同时,他还推崇吃荠菜,一次,他在给友人的信中说:"今日食荠极美,天然之珍……君若知此味,则陆海八珍皆可厌也。"

浓茶漱口,除烦去腻。苏东坡认为饮茶对人体大有裨益,它可"除烦去腻"。故他提倡"每食已,即用浓茶漱口"。他认为:"食后用浓茶漱口,一是烦腻即出,而脾不知;二是肉在齿间,消缩脱去,不烦挑剔。"

五、陆游的养生之道

陆游是南宋的爱国诗人,生于1125年,卒于1210年,享年85岁。当时的人寿命不长,陆游祖辈三代没人活至60岁。"人生七十古来稀",陆游算得上高寿之人了。他晚年仍耳聪目明,身体硬朗,行走自如。陆游养生有何秘诀呢?

1. 乐观养生

陆游看透世事，不患得患失，凡事想得开，不怨天尤人，不悲观失望，豁达、大度。陆游年轻时热血沸腾，二十岁那年写下了气壮山河的诗篇："上马击狂胡，下马草军书。"陆游三十岁参加礼部考试，名居第一，由于政见不同而遭投降派秦桧打击，被革除了名字。虽然壮志未酬，但陆游毫不消沉，他苦读兵书，孜孜不倦地习武……乡居的日子艰难恶劣，可是陆游笑傲苍天，沉吟道："昨夜风掀屋，今朝雨淋墙。虽知柴米贵，不废野歌长。"狂风掀翻了屋顶的瓦片，雨水淋湿了整个墙壁，加之要为柴米油盐奔忙，但它阻挡不了陆游的诗兴，于是他放开喉咙继续朗诵……

2. 运动养生

陆游是爬山爱好者。他著有《饭三折铺铺在乱山中》一诗："平生爱山每自叹，举世但觉山可玩。皇天怜之足其愿，著在荒山更何怨。南穷闽粤西蜀汉，马蹄几历天下半。山横水掩路欲断，崔嵬可陟流可乱。春风桃李方漫漫，飞栈凌空又奇观。但令身健能强饭，万里只作游山看。"

3. 劳作养生

陆游《小园》诗云："小园烟草接邻家，桑柘阴阴一径斜。卧读陶诗未终卷，又乘微雨去锄瓜。""村南村北鹁鸪声，水刺新秧漫漫平。行遍天涯千万里，却从邻父学春耕。"

陆游常做家务活。他的《扫地诗》很有趣："一帚常在旁，有暇即扫地。既省得堂奴，亦以平血气。按摩与导引，虽善亦多事。不如扫地去，延年直差易。"

陆游喜爱养花。他有诗赞之："芳兰移取偏林中，余地何妨种玉簪。更乞两丛香百合，老翁七十尚童心。"

4. 素食养生

陆游主张素食为主，他在《杂感》中写道："肉食养老人，古虽有是说。修身以待终，何至陷饕餮。晨烹山蔬美，午漱石泉洁。岂役七尺躯，事此肤寸舌。"《素饭》诗云："放翁年来不肉食，盘箸未免犹豪奢。松桂软炊玉粒饭，醯酱目临银色茄。"陆游吃得最多的是白菜、芥菜、芹菜、竹笋、韭菜、茄子、荠菜和豆腐。

5. 粥食养生

陆游在《食粥》诗中说："世人个个学长年，不悟长年在眼前。我得宛丘平易法，只将食粥致神仙。"他在《薄粥》中告诫老年人，由于消化能力差，常喝稀粥对健康有利："薄粥支吾未死身，饥肠且免转年轮。"

6. 钓鱼养生

陆游把钓鱼当作人生的一大乐事。陆游写钓鱼的诗句很多，"春耕秋钓旧家风""息倦登耕垅，乘闲弄钓舟""观书方坐石，把钓又登舟""四风沙际矫轻鸥，落日桥边系钓舟"。他不仅白天垂钓，有月光的夜晚仍兴致盎然。"睡倦但欲依书几，坐久还思弄钓舟。"陆游在《闲中偶题》诗中云："花底消歌春载酒，江边明月夜投竿。"陆游钓鱼如醉如痴，即使病了，也"羁怀病思正厌厌，诗卷鱼竿信手拈""病起重来理钓丝"。陆游"八十溪头把钓竿"，晚年仍不忘垂钓。

7. 洗脚养生

陆游写了一首脍炙人口的《洗脚诗》："老人不复事农桑，点数鸡豚亦未忘。洗脚上床真一快，稚孙渐长鲜烧汤。"陆游对家人说："春天洗脚，升阳固脱；夏天洗脚，暑热可却；秋天洗脚，肺润肠濡；冬天洗脚，丹田湿灼。"睡前洗脚刺激穴位，可以舒经活络，保持气血畅通，增强人体的免疫力，具有延年益寿的功效。